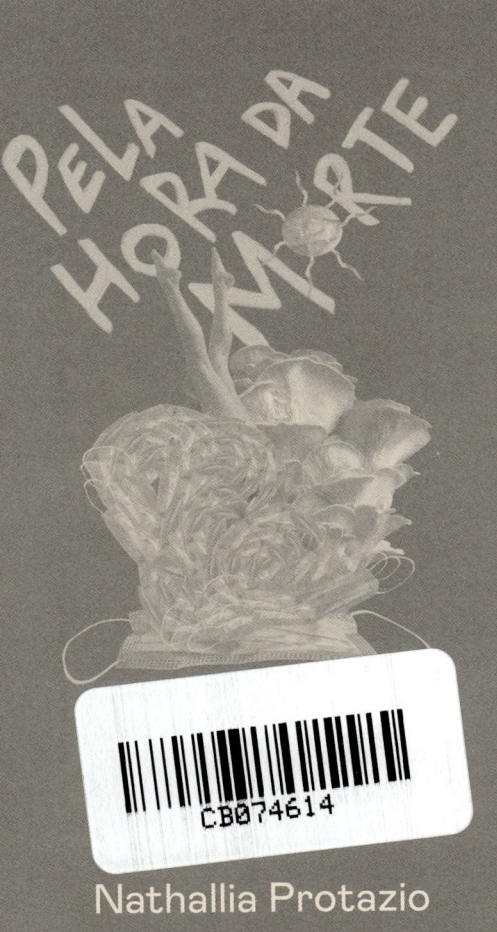

PELA HORA DA MORTE

Nathallia Protazio

jandaíra

A toda comunidade que trabalha em nome da saúde, principalmente a você, Nicole.

Copyright © Nathallia Protazio, 2022
Todos os direitos reservados à Editora Jandaíra e protegidos pela
Lei 9.610, de 19.2.1998. É proibida a reprodução total ou parcial
sem a expressa anuência da editora.

Este livro foi revisado segundo o Novo Acordo Ortográfico da
Língua Portuguesa.

Direção Editorial
Lizandra Magon de Almeida

Assistência editorial
Maria Ferreira

Revisão
Karen Nakaoka

Capa
Monique Malcher

Projeto gráfico e diagramação
Alberto Mateus

Dados Internacionais de Catalogação na Publicação (CIP)
Maria Helena Ferreira Xavier da Silva/ Bibliotecária – CRB-7/5688

Protazio, Nathallia
S967p Pela hora da morte / Nathallia Protazio. – São Paulo :
Jandaíra, 2022.
160 p. : 20 cm.

ISBN 978-65-87113-97-5

1. Socialização profissional - crônicas. 2. Profissões - Aspectos
sociais - Literatura. 3. Literatura brasileira - crônicas. I. Título.

CDD 863.3

Número de Controle: 00042

jandaíra

Rua Vergueiro, 2087 cj. 306 · 04101-000 · São Paulo, SP
11 3062-7909
editorajandaira.com.br
Editora Jandaíra
@editorajandaira

Agradecimentos

PELA HORA DA MORTE nasceu meio querendo, meio sem querer, como quem tenta vencer a pandemia um dia de cada vez. Assim, agradeço a toda pessoa que me ajudou de alguma forma a ir sobrevivendo e encontrando vida nesses difíceis dias de 2020 e 2021.

Minha gratidão à Marcela, minha alma gêmea. Ao meu irmão Michel e minha mãe Rosana, família é sorte. Às Farmacêuticas Dani, Alice, Lauren, Aline, Cris e Abração. Vocês me inspiram!

Ao pessoal da defunta filial 129, especialmente você, Luizzy! Amor no trabalho é subversivo.

As amizades, mesmo que algumas distantes: Gabs, Rê, Nati, Tônio, Marcelo, Marcelo — o Silva, Zara, Evanilton, Atena, Douglas, Pati, Victor, Isadora, Victor — o Vascão, Fischer, Adriano, Laura, Isabela, Jeferson, Eduardo, Ahma, Ciel e o Fã clube do Cu: Cris, Clau, Maitê e Tati. Vocês sabem que meu amor é vagabundo: só vai quem tem pra onde voltar.

A Bira e Álvaro, InSano do meu coração. Mauro e todo mundo que faz samba na Cidade Baixa, vocês salvam minha vida todo findi.

Ao Nezio, a Carla e o todo o pessoal do nosso bar — não, vão sonhando que eu vou dizer onde é — e ao melhor garçom, Marquinhos, o cara que nunca me serviu uma cerveja quente. Respeito é a base de todo relacionamento saudável.

Obrigada galera das redes sociais, todo mundo que topou fazer uma live pra matar um pouco as saudades, à Dalva que me chamou pra publicação — de novo — e Lizandra com todas as gurias da Jandaira, delícia de processo.

E como o mundo não se constrói só com quem nos ama, meu profundo agradecimento à minha vizinha de baixo e a todo mundo que teceu preces e julgamentos morais pela minha carne fraca que nunca fez quarentena de verdade. Que vocês nunca precisem escolher entre morrer de vírus ou morrer de fome.

Sumário

Apresentação 8
Balcão de Farmácia 13
Tribal 18
Campanha da gripe 24
Aqui fora 30
Memória olfativa 36
Isolamento sexual 39
Aniversário 45
Cloroquina 51
Interfone 57
Ansia 62
Informação 67
Quer casar comigo? 71
Uma pequena irresponsabilidade 76
Questionário 81
Positivo 83
A caixa de areia 87
Azul é a cor mais negra 92
O 403 e o 303 96
Teste rápido 102
Despedida 108
Segunda dose 113
O preço da cerveja 119
Desejo 124
Duas vezes por mês 127
Bom dia, querida 131
Casa nova I 135
Casa nova II 140
Pela hora da morte 144
Bom Fim 148
A pior crônica da semana 153

Apresentação

UMA CRONISTA-FARMACÊUTICA

Pense na tradição da crônica brasileira. Agora tire o pó da memória. Quais rostos e nomes surgem em seus pensamentos? Alguns deles têm como meio de subsistência um trabalho em uma farmácia? Pois eis Nathalia Protazio, cronista-farmacêutica, que, entre *erlenmeyers*, medicamentos, vacinas e testes variados, nos convida para um balcão de farmácia do sul do país e nos expõe sua singular captura do tempo.

"Um balcão de farmácia é uma vida", nos diz.

"Pela hora da morte", expressão popular que dá título a este livro, revela o poder de síntese da autora ao capturar fragmentos de vozes do nosso tempo que desvendam inúmeros problemas do Brasil de hoje. Rir também é remédio, parece nos dizer.

Consciente da literatura que deseja compartilhar com o mundo, Nathalia Protazio manipula sua linguagem irônica e descontraída contra a apatia de quem olha e não vê. É como se tivesse o poder de esfregar a vida em nossa cara. Assim, somos deslocados dos automatismos cotidianos para encararmos as diferentes perspectivas inevitáveis de um mesmo acontecimento. E são muitos. Afinal, somos um bando de seres vivos tentando manter alguma organização coletiva. No jogo de pontos de vistas diferentes e na diversidade temática de suas crônicas, da solidão ao autoconhecimento, do isolamento social à obrigatoriedade de sair de casa para trabalhar, perpassando os desejos de quem quer gozar à vida, sua escrita desafia os papéis impostos pela sociedade machista em que vivemos. Nathallia Protazio mostra como um procedimento simples como a perfuração de lóbulo auricular não é tão simples assim. Pedir uma cerveja também não é tarefa fácil, nos mostra.

Leitora de bell hooks, Clarice Lispector, Marilene Felinto, Carmen Maria Machado e Luciany Aparecida, Nathallia Protazio cultiva aqui uma estética inventiva que examina com minúcia o mundo real: "Viver é isso?".

Atenta às necessidades materiais que nos movem (quando temos capital para trocar por coisas) ou nos paralisam (quando a escassez é maior que tudo), elabora reflexões sobre o combo desastroso que nos assola. Com perspicácia, captura a sensação generalizada da piora da vida em solo brasileiro, mas não esmorece. Pelo contrário, sua palavra contém uma espécie de fúria organizada, que nos fornece uma mensagem preciosa: "Só desperdiça quem tem muito". No embalo do funk, do samba, do forró e do pop, o tilintar de copos, a farra, a vida.

Vinda do agreste pernambucano e atravessando muitas fronteiras até se manter atualmente em Porto Alegre, Nathalia Protazio conduz aqui um ritmo particular que imprime em nós um fascínio irresistível por ler mais e mais as suas crônicas. Chegue mais e confira a validade do que digo.

EVANILTON GONÇALVES é escritor e revisor de textos. Nasceu em Salvador, Bahia, onde reside. É autor de *Pensamentos supérfluos: coisas que desaprendi com o mundo* (Paralelo13S, 2017, segunda edição em 2019) e do romance *O coração em outra América* (Paralelo13S, 2021). Publica crônicas no jornal A Tarde.

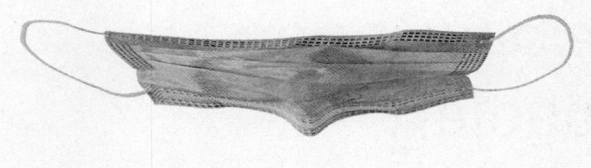

Balcão
de farmácia

> "O amor é o que o amor faz.
> Amar é um ato da vontade.
> [...] Nós não temos que amar.
> Escolhemos amar."
> bell hooks

TERMINEI A FACULDADE e descobri que ainda não era farmacêutica. Eu era apenas uma pessoa formada. Não me ensinaram como criar uma carreira profissional. Ninguém diz como fazer boas escolhas de emprego, como negociar salário, como defender os direitos trabalhistas. Nunca tive uma aula sobre a defunta CLT ou a importância de se reconhecer num coletivo profissional. O que faz uma recém-formada virar uma farmacêutica?

Assim como a maioria das pessoas que conheço, me tornei uma profissional trabalhando, errando e quebrando a cara muitas vezes. O balcão de uma farmácia é uma vida, por ele passa todo tipo de humor. Você pode odiar, pode não amar, você pode até ter medo, mas é impossível passar indiferente pelo balcão. E, se por acaso se apaixonar pelo nível de contato humano possível de ser experimentado, cuidado! Pode ser um caminho sem volta.

Aprendi rápido que a maioria das pessoas que busca o balcão de medicamentos numa farmácia chega ali com muitas carências. Pode ser que ela tenha passado o dia no médico. Pode ser que tenha saído cedo de casa e nem tomou café direito. Já chegou aborrecida no posto de saúde porque sua chefe ficou implicando com o dia "de folga" em cima da hora que ela teve de pedir. Depois que o estômago roncou três vezes percebeu que a fila ainda não tinha andado e que os horários de atendimento não serão respeitados, pois o único clínico ainda não chegou.

Pode ser que ela tenha ficado todas as primeiras horas da manhã de pé e que, quando finalmente entrou no consultório do médico, ela já estivesse sentindo tantas dores novas, no corpo e na alma, que seus sintomas e queixas se confundissem até com a covid, se ela tivesse tido a oportunidade de falar. Pode ser que o médico nem tenha olhado pra ela e que em menos de sete minutos renovou suas receitas dos comprimidos e das insulinas que ela pega pelo programa Farmácia Popular.

Pode ser que ela tivesse alguma dúvida sobre as dores de estômago que aparecem quando toma tudo junto de manhã e quisesse saber se pode continuar tomando o da pressão primeiro e o do colesterol depois pra evitar o desconforto. Pode ser que ela tenha chegado cansada na farmácia do posto e quase desistido de pegar sua medicação naquele dia, mas como também tinha que pegar os remédios de sua mãe, engoliu outra queixa e pegou mais uma fila. Pode ser que, ao chegar sua vez, ela tenha percebido que a fila andou mais rápido porque falta metade dos medicamentos.

Pode ser que por causa disso ela tenha sido obrigada a gastar uma condução a mais do que deveria pra poder passar numa farmácia do centro. Pode ser que tenha aproveitado que já estava lá pra comprar um presente pra sua nova netinha. Pode ser que alguma vizinha, que tem dois empregos, tenha pedido pra ela, caso passasse no centro, que pegasse algo no Mercado Público. Pode ser até que ela tenha trazido tudo isso anotado numa listinha, porque já está sem crédito no celular este mês.

Pode ser que quando ela chegue na farmácia, o balcão esteja cheio e mais uma vez ela precise pegar uma fila, sua senha é a sexta a ser atendida porque, apesar da dor na lombar, nas pernas e nos ombros, ela ainda não tem idade suficiente para o atendimento preferencial. Pode ser que ela esteja um pouco suada, sua máscara já esteja meio úmida, seus dedos latejem com o peso das sacolas e pode ser que quando a sua senha for chamada, no meio da correria do ambiente, ela pareça lenta ao demorar um pouco para se aproximar.

Pode ser que a farmacêutica tenha tido até ali um dia ruim, que ela não tenha respondido a última mensagem que aquele cara mandou de novo, pode ser que seus vizinhos tenham feito barulho até às 3 horas da manhã, pode ser que ela esteja com mais saudades da sua mãe do que de costume e que a umidade do ar esteja lhe provocando vontades de chuva. Pode ser que seu horário de almoço esteja atrasado e que ela ainda precise passar no banco correndo, antes de comer sua marmita.

Pode ser que naquele instante a única coisa que as duas precisem seja de um abraço, de um sorriso, de uma gentileza. Então a senhora chega devagar até o balcão onde a farmacêutica a aguarda. Ela já trouxe os documentos e as receitas separadas nas mãos. Não quer incomodar. A farmacêutica pega, ágil, com um sorriso e, enquanto tira uma cópia e outra com pressa, responde uma dúvida e corrige um equívoco do balconista ao lado, em menos de seis minutos ela retorna até a senhora com os medicamentos e as insulinas. Entrega os documentos e as receitas de volta, faz uma pausa, espera a senhora guardar tudo na bolsa e, ao trocarem um olhar, talvez o mais demorado que as duas tenham se permitido naquele dia abafado, pergunta:

— Eu estou vendo aqui que a sua receita é de hoje, Dona Luísa, a senhora já usa essa medicação?

— Já, sim senhora, dona doutora.

— E a senhora tem alguma dúvida? É muito medicamento que a senhora e sua mãe tomam.

— É verdade, é muita coisa.

Um breve silêncio.

— Está tudo bem? A senhora tem certeza de que não tem nenhuma dúvida?

E então, no meio de uma drogaria ordinária do centro da cidade, onde qualquer um passaria, onde ninguém desconfiaria, um encontro se faz possível. Um balcão de farmácia é uma vida, todo tipo de sentimento passa por ele todos os dias.

— Na verdade, eu queria mesmo perguntar uma coisa... É que eu ando com umas dores de estômago...

**

Tribal

HÁ UNS DEZ DIAS eu mudei de trabalho. Foi mais ou menos uma promoção dentro da mesma empresa, porém numa nova filial, com novo chefe, colegas e, principalmente, atividade. Agora sou farmacêutica clínica. Legal. Chique. Mas, e o que isso significa? Bom, de acordo com a legislação brasileira atual, tenho o direito de prestar serviços clínicos dentro do ambiente de uma farmácia como: aplicação de medicação injetável, vacinas, aferição de pressão, temperatura corporal, glicemia capilar, pequenos exames laboratoriais de triagem. Coisas desse tipo, em nível ambulatorial. Acredito que este seja um passo importantíssimo para, enfim, caracterizar as farmácias novamente como estabelecimentos de saúde. Status que as antigas boticas possuíam e os originais alquimistas, bruxas e boticários, futuramente farmacêuticos, perderam com a chegada da indústria. A revolução que lançou a fumaça dos motores a vapor na atmosfera tirou aos poucos aquela pessoa que conhecia as famílias, seus males e como curá-los, e jogou a profissão pra dentro de laboratórios industriais. Deixamos o trato com as pessoas e passamos a ter contato só com tubos de ensaio e *erlenmeyers*. Uma lástima que eu tento reparar um milímetro todo dia que saio pra trabalhar.

Uma das últimas coisas que aprendi a fazer chocou todo o resto da minha quarta-feira. Perfuração de lóbulo auricular. Isso mesmo. Eu furei a orelhinha de uma criança. Entraram todos em caravana, a mãe, o pai, a avó e o bebê. Quando se trabalha numa farmácia com esse tipo de serviço, logo que entra uma família inteira e um neném tão pequeno a gente já desconfia. Até então eu havia apenas acompanhado duas vezes a outra farmacêutica mais experiente. Teoricamente eu estava habilitada para o serviço, já psicologicamente... No fundo de mim eu estava torcendo pra ser só um passeio atrás de ibuprofeno ou antialérgico. Afinal, a última que morre é a ilusão de se ter esperança. Dali a pouco, vem meu colega: "Farma, tu já fura orelha de criança? A outra farma tá no almoço" – informação inútil, eu já tinha calculado o horário, a bomba ia mesmo acabar na minha mão. "Claro, tô aqui pra isso, cupincha."

Eu tenho esse tipo de reação na vida quando devo fazer algo que está dentro das expectativas de minhas competências, mas no fundo eu só queria sair em silêncio e ir chorar em casa. "Nathi, você me ajuda a estudar pra prova de física?" "Claro, tô aqui pra isso, mano." "Nathallia, a próxima leitura do perfil fitoquímico tu faz sozinha?" "Claro, tô aqui pra isso, profe." "Protazio, estão esperando uma apresentação de no mínimo vinte minutos..." "Claro, com certeza." "Dinda, quando chover você faz um barco pra gente passear pela água da calçada?" "Claro, de que cor você quer, Pedro?" Deu pra entender, né?! Se a situação aperta, a tática é essa: pegue todas as dúvidas, medos, ansiedades e certezas de fracasso e esconda dentro de uma gaveta chamada "nada a ver", depois esboce um sorriso tranquilo, sereno o suficiente para passar confiança ao seu interlocutor. Feito isso, é só segurar as entranhas nos lugares adequados e agir como se você já tivesse feito aquilo um milhão de vezes, afinal, com certeza, nem que seja num vídeo do YouTube, você já presenciou todo o processo pelo menos uma vez. Aja com naturalidade e tente não tremer, porque vai mesmo dar tudo certo.

E deu. Imitei direitinho a outra farmacêutica e em menos de quinze minutos nós tínhamos terminado todo o processo e eu estava dando tchau pra mais uma menininha no mundo. Ela choraria ainda uns seis minutos no colo da mãe. Eu ficaria chocada, como já disse, pelo resto do dia, e uma parte de mim estaria inconformada até agora.

Fui preencher a declaração de serviço farmacêutico enquanto a mãe preenchia o termo de responsabilidade e o pai ninava o bebê no colo. A avó aguardava do lado de fora. "Qual a idade da criança?" "Dois meses." Pensei comigo: minha nossa senhora das orelhas furadas, há sessenta dias esse serzinho nem sonhava com o mundo exterior e agora já está aqui, tendo que passar por isso, totalmente inconsciente. "Qual a sua idade?" "Dezesseis anos." Não engasguei, mas foi quase. Porra — pensei — quem é responsável por uma menor de idade que quer se responsabilizar por um menor de idade? Aquilo entrou na minha mente e me confundiu. "E a idade do pai?" "Dezessete." Aquilo era demais pra mim. Minha mente foi e voltou em um monte de coisa que já assisti, li e conversei. Gente! Precisamos falar sobre maternidade na adolescência! Mas isso teve que ficar para outro dia, porque precisava furar aquelas orelhinhas e alguém devia se responsabilizar legalmente por isso. Depois de uma miniconsulta com meu chefe, decidimos fazer cópia dos documentos da avó junto daqueles da mãe, vai que...

Após vencer a etapa burocrática e já polêmica, fomos à parte prática. É altamente aconselhável falar com os pacientes/clientes durante a preparação do material de qualquer serviço tanto para acalmá-los, como para sanar possíveis dúvidas. De preferência instigá-los a refletir e buscar questionamentos que eles não sabiam ter. Numa dessas perguntas, eu escuto a resposta clássica, quase clichê: "A gente tinha que vir furar porque ficam perguntando se é menino ou menina". E, numa frase simples e espontânea assim, a questão de gênero entrou pelas frestas da porta de vidro e se fez tão enorme e densa dentro daquela sala que começou a me sufocar.

"A gente tinha que vir", ela disse. Aquilo era um ritual de passagem. Uma obrigação do inconsciente coletivo. Na tribo brazuca-ocidental em que vivemos, um bebê não pode ser só o que é, uma criança. Não. Um bebê tem que ser ou menino ou menina. Nenhuma outra possibilidade. E se esse bebê pequeno, meigo e lindo for uma menina, temos que lhe furar as orelhas para não ser confundida com um menino. Não furamos as orelhas dos meninos. Os brincos são o sinal visível de sua construção feminina. "Não se nasce mulher", alguém já disse. Aquele dia um bebê entrou no consultório farmacêutico e saiu uma menininha. Eu havia lhe perfurado os lóbulos auriculares.

※※

Campanha
da gripe

QUANDO ACEITEI A TAL promoção para assumir as atividades de farmacêutica clínica, eu não fazia ideia de que a minha primeira campanha de vacinação da gripe se passaria no olho desse furacão chamado covid-19. Garanto a vocês que nem em sonho eu ousei imaginar o tamanho da responsabilidade que estava assumindo. É incrível como no período de um mês mudamos nosso vocabulário de "fantasia de carnaval", "bloco de rua", "tomar um trago", "epocler", "engov", "desfile de escola de samba" e "praia" por "coronavírus", "álcool gel", "máscara", "situação atual", "recomendações", "vacina", "impeachment", "quarentena". A impressão que eu tenho é que não bastava 2020 ser ano bissexto, faltava um acontecimento entre o Carnaval e a Páscoa. Então, nasceu um novo significado pra quaresma católica: uma quarentena por pandemia viral. Não, não estávamos num filme, o vírus era real e seria o maior desafio do ano. Ninguém estava preparado para sua chegada. Muito menos eu.

Meu treinamento para farmácia clínica em drogaria consistiu num curso intensivo teórico-prático de 30 horas-aula, cuja maior parte do conteúdo foi voltada para vacinação. Aprendi técnicas e ferramentas que me auxiliariam a realizar meu trabalho na maior excelência possível desde o primeiro atendimento. Eu estava preparada para tudo: seringas, aplicações em diferentes vias e músculos, homogeneização de suspensões, aspiração de soluções, posição de bebês, comunicação com adultos, adolescentes e pais etc. Eu só não estava preparada para o mais importante: atender pessoas em pânico.

As vacinas estavam sendo esperadas pelo público desde a semana após o Carnaval (ou antes). Aos poucos, o discurso de que elas chegariam na mesma época, tanto no setor privado como no público, foi sendo cada vez mais repetido. Na primeira semana, a cada dez pessoas que entravam na farmácia, oito queriam álcool gel e máscara, e nove perguntavam da vacina da gripe. A pessoa que não entrou nessa estatística estava perdida ou nem chegava a perguntar, porque já tinha ouvido a resposta dada ao cliente anterior. Você já repetiu a mesma frase durante muitas horas pra mesma pergunta feita por pessoas diferentes? Se não, sinta-se privilegiado. Essa é uma das piores táticas de provocar insanidade, vulgo, trabalhar com o público. Repetir a mesma informação o dia todo para centenas de pessoas é enlouquecedor. Felizmente, na sexta-feira à noite as vacinas chegaram, certo? — Hahahahahahahaha!

Menos de meia hora depois da chegada, eu apliquei a primeira vacina da gripe da minha vida. No dia seguinte, por falta de divulgação, não houve muito movimento, foram só 46 doses. O fim de semana trouxe o domingo de descanso e o último samba. Logo as notícias de cancelamento de eventos, cursos, aulas, viagens, casamento da amiga, foram me encontrando. A sensação da vida de todo mundo entrando em *stand by* começou a me afetar. Mas quem trabalha na área da saúde não pôde se dar ao luxo de ficar em casa. Então a segunda-feira chegou e com ela a primeira surpresa: para evitar a gripe, as pessoas se aglomeraram na farmácia, correndo o risco de pegar covid. Surreal.

Ao entrar na farmácia a primeira visão foi a de uma grande multidão. O ar estava pesado, as pessoas cheiravam a medo, com os olhos tomados de pavor. Eu esperava que a notícia tivesse se espalhado, só não imaginei que a vacinação contra quatro cepas do Influenza ganhasse proporções psicológicas de milagre contra todas as doenças do mundo. Ainda não existia vacina contra a covid; então, qualquer outra medida ganhou a conotação de "é tudo o que se pode fazer agora".

Os primeiros três dias daquela campanha me esgotaram com um estresse emocional inimaginável. Não só eu, dava pra ver nos ombros e nos olhos dos meus colegas que estavam todos exauridos, e mal tínhamos começado. Alguns fatores são comuns a todos da equipe, como a repetição contínua de informações, ter de lidar com o pânico instaurado e a sensação de escassez com o melhor sorriso, mas principalmente a má educação de quem está comprando o serviço. Quem paga acha que pode tratar qualquer funcionário da farmácia como culpado pela fila, pela demora, pela multidão, pelo pânico, pelo papel higiênico, pelas notícias do jornal, pelo fim do mundo! Sim! Nos tratavam como se nós tivéssemos arquitetado todo esse cenário apocalíptico para forçar as pessoas a se vacinar contra a gripe. Por favor!

Somos meros empregados de uma rede de drogarias do sul do país. Também temos medos e dúvidas, a única diferença é que não temos o direito de demonstrá-los no nosso ambiente de trabalho. Estamos o dia todo correndo riscos na presença de centenas de pessoas que entram nas mais diversas condições na farmácia. Muito se fala de não ir ao posto de saúde se não estiver se sentindo bem e com febre. Eu completo: não vá à farmácia também, peça pra alguém comprar seu paracetamol ou qualquer outro medicamento necessário. Nossa saúde também é importante para podermos continuar cuidando de todos. Sinto que falta uma certa noção de coletividade nas pessoas.

Como farmacêutica da rede privada não sou vista como uma pessoa de confiança pela maioria dos clientes. Tenho a sensação de carregar todos os pecados da indústria farmacêutica. Parece que tudo bem uma enfermeira ou até um técnico em enfermagem aplicar uma agulha no braço deles, mas uma farmacêutica não. É difícil mudar a cultura do imaginário de toda uma população que nem sabe o que realmente a gente é ou pra que serve nossa profissão. Porém, talvez o maior desafio seja o de enfrentar tudo isso com positividade. Chego em casa exausta e nem sei mais o que aconteceu na segunda-feira ou ontem. Tudo se mistura e se confunde. E não é só pelas 200 vacinas — em média — que eu tô aplicando, é pelo esforço de receber cada pessoa e cada família com um sorriso. Talvez o único que eles verão durante todo o dia. De alguma forma tento fazer o mínimo para acalmar os que me encontram.

Recebi na madrugada de quinta-feira a informação de que nos disponibilizaram máscaras especiais para usar durante os atendimentos. Será que não vou mais carregar o peso de sorrir? Não sei. Talvez eu comece a usar essa máscara que chegou mais pra me esconder das pessoas e seus humores alterados do que pra me proteger do vírus.

⁎⁎⁎

Aqui fora

APÓS ASSINAR OS PAPÉIS do divórcio, minha mãe quis matar nossas saudades, antes de ir passar uma temporada com a minha vó. Na verdade, trocar saudades antigas por novas, afinal, na nossa família sentir saudade é uma das condições de se manter em vida. Hoje faz exatamente um mês que minha mãe pegou o avião pra Pernambuco. No início de sua visita, o vírus ainda não tinha mudado a rotina dos paulistanos. Meu irmão ainda pegava transporte público pra ir dar aula todo dia, minha prima ainda ia ao mercado toda quarta pra fazer a feira. Rotina normal de metrópole. Mal sabíamos que uma vida nova começaria pra todos, não só pra minha mãe, que encerrava um casamento de trinta anos.

Aos poucos as notícias da gripe por um novo vírus entravam dentro de casa pelo celular e iam nos avisando do mundo lá fora. Uma gripe que mata. Cada dia que passava, a ameaça parecia mais próxima, e apesar de estar feliz por minha mãe não estar em São Paulo, pensava no meu irmão, nas minhas tias, em todos os amigos de lá. Em poucos dias o medo entrou na nossa sala pela voz do meu irmão no telefone: "A mãe não pode pegar esse voo com escala em Guarulhos!". Todos envoltos no pânico: a pandemia pelo Novo Coronavírus tinha chegado.

Então chegamos a 15 de março, o último samba que fomos no ano. Pra mim, que estou trabalhando externamente, o isolamento social foi forçado. De uma hora pra outra não tinha mais aonde ir. Todos os eventos foram cancelados. Bares fechando. Restaurantes atendendo só por tele-entrega. A Cidade Baixa indo dormir cedo. Não levantando pra abrir suas portas. A primeira semana se passou em meio a uma aura de perplexidade. Vou e volto. De casa pro trabalho, do trabalho pra casa. Viver essa experiência pela ótica de trabalhadora que não faz *home office* é encarar o mundo vazio aqui fora todo dia.

Depois que minha mãe foi embora, com escala em Confins, Belo Horizonte, o assunto em casa era tão recorrente e cansativo que começamos a cobrar um real de quem falasse o nome daquele que não podia ser mencionado. Fiquei aliviada quando o termo covid-19 se difundiu. Antes estava muito mais fácil fazer memes com um vírus que tinha nome de cerveja. Essa mudança trouxe um pouco de seriedade para a situação. As pessoas que se dividiam até então em "pânico sem ação" e "tô em casa de férias" começaram a respeitar a nova rotina com a chegada de abril.

Quem estava dentro de casa em período integral foi forçado a lidar com a presença excessiva do tempo e de sua própria existência. Através das redes sociais até os comportamentos de isolamento seguiram um padrão. Somos seres inconsoláveis em busca de algum amparo ao compartilhar a mesma experiência à distância com outros seres em desespero durante a quarentena. Todo mundo fazendo pão e acabando com o estoque de fermento do mercado. Postando vídeo no TikTok. Assistindo a *lives*. Fazendo cursos *online*. Compartilhando vídeos de como lavar as mãos, como usar máscara, como higienizar os alimentos, como se vestir, como viver essa rotina inédita. Não existe manual de sobrevivência para nos ensinar como sair dessa. Cada dia é um desafio diferente. Um cansaço novo.

Um dos primeiros desafios que encontrei foi a vontade de chorar quando subia a Borges vazia de manhã, indo trabalhar. Nenhum carro, nenhum ônibus, nenhum pedestre. No primeiro dia assumo que umas lágrimas matinais apareceram já na altura da Jerônimo Coelho quando avistei dois corpos cansados, como o meu, no ponto de ônibus. Imagino que a solidão será o meu pior obstáculo. Não sei. Com o vazio das ruas os dias de abril foram me trazendo o costume de olhar pra cima. Sei que já foi muito evocado, mas prefiro pecar pela repetição: que céu lindo a capital gaúcha ostenta. Ele me faz esquecer que quando estou aqui fora o ar carrega o meu inimigo. Tento suportar a sensação de estar constantemente suja. Chego no trabalho e a primeira coisa que faço é lavar as mãos até a altura dos cotovelos, mas a vontade que tenho é de tomar outro banho. Quem sabe passar o dia tomando banhos.

Encontro meus colegas de trabalho e meu segundo desafio vem me lembrar que tenho de me manter atenta o tempo todo aqui fora. "Sem abraços, Nathallia, sem beijinho, sem se tocar." Para algumas pessoas isso nem deve ser difícil. Pra mim é um pêndulo de chumbo batendo os segundos de um relógio eterno no músculo macio do meu coração. Sorrio pra quem posso atrás da minha máscara de tecido, as descartáveis acabaram rápido. A limitação das demonstrações de afeto é um sintoma do medo. Temos medo de nos contaminar trabalhando, de contaminar os outros, mas para além disso tenho medo de desrespeitar o dia de luto de alguém. Aceitar que estamos vivendo este momento é um processo complexo que cada um vive em seu próprio tempo.

De acordo com minhas observações as pessoas têm se dividido em dois grandes grupos atualmente: as que estavam satisfeitas com suas próprias vidas antes da quarentena e as que não estavam. Quem estava vivendo bem está lidando melhor com a situação. Sente falta de tudo que fazia, está frustrado por ter de adiar planos que foram traçados pra este ano — ou o próximo —, mas não vê a hora de tudo acabar e poder comemorar e retomar aquela vida tão satisfatória que levava. Já quem estava insatisfeito com a própria vida antes da pandemia... não vou dizer que só eles estão perdidos, longe de mim, mas essas pessoas não sabem em que se apegar. Fazer uma nova vida depois do fim do mundo? Quem sabe usar essa catástrofe pra refazer tudo. Assumir a insatisfação sem poder sair na rua pra arrumar o que precisava ser consertado adianta de alguma coisa? O que precisa ser consertado está realmente lá fora? Não sei. Isso é com cada um. Eu não estou trancafiada em casa, não tenho tempo pra pensar na vida, como muita gente está tendo. Tenho outras preocupações. Enfrento meu medo de ficar doente todo dia de manhã – não tenho pensado na possibilidade de morrer como algo real, evito. Quando volto pra casa, carregada da energia negativa que me deram durante todo o expediente, tenho medo de trazer o vírus pra dentro de casa, de contaminar quem eu amo. Tenho medo de não estar sendo útil o suficiente. Carrego a culpa de estar circulando aqui fora sem ter certeza de que o meu trabalho vale tal exposição. Tenho medo de que chegue o dia que eu comece a ver só o meio copo vazio. Tenho medo de me esquecer de viver enquanto sobrevivo a este período.

A última vez que falei com minha mãe pelo telefone ela me contou que enfim passou uns dias com minha avó, pois ficou em isolamento para terem certeza de não ter contraído a doença durante o percurso. Meu irmão também está mais calmo, apesar de triste. Meu pai dizia que a gente pode se acostumar com qualquer coisa desde que a suportemos durante 40 dias. A palavra quarentena nunca fez tanto sentido.

Esta semana Porto Alegre vai assoprar as velinhas desses primeiros 40 dias e eu ainda não estou acostumada. E acho que nem quero. Tendo de trabalhar aqui fora, não existe quarentena.

✽✽

Memória
olfativa

TENHO UMA MEMÓRIA olfativa ótima. Às vezes no meio do dia, do nada, sinto um cheiro de perfume e pronto, lá vem alguém me visitar. Às vezes uma amiga antiga, uma professora de primário. Talvez um ex-amor. Tem vez que é bom dar "oi". Geralmente é melhor deixar passar em silêncio, porque, né...

Ontem saí pra trabalhar e a rua estava vazia. Pelo segundo dia aquele grande corredor da Avenida Borges de Medeiros querendo me engolir o pouco de esperança que passei a noite juntando, migalha por migalha. Me apeguei de novo à cor do céu. Azul. A cor mais quente em dia ensolarado é esse branco que entra pelos vidros dos meus óculos querendo me cegar. Tento por um instante não perceber a solidão que bate andando em direção ao trabalho. Chego daqui a pouco, não dá pra chorar agora. Não pegaria bem chegar com o olhar úmido na campanha de vacinação da gripe pelo SUS. Vamos lá.

Não consegui sorrir, mas pelo menos não chorei. Passei pelo meu amigo de muitas horas, o viaduto

Otávio Rocha, brincando pelo meio-fio do canteiro central. Ando fugindo das calçadas em respeito a quem tem suas casas montadas ali antes mesmo dessa pandemia chegar. Vou andando no meio-fio, nem rápido como deveria, devido ao meu suposto atraso, nem devagar, pra não correr o risco de desistir e voltar pra casa respondendo ao impulso depressivo que tenho dia sim, dia não, quando acordo. Ao cruzar a rua na altura da Jerônimo Coelho meu nariz brincou com meu cérebro. E eu parei no meio da rua procurando o mar.

Sorte minha que essa pequena distração não me colocou em perigo, já que a circulação dos ônibus também diminuiu. Juro que senti... Não é loucura, isso nunca tinha me acontecido antes. Mas ontem indo para o trabalho eu senti o cheiro de Salvador.

Sim, eu senti o cheiro da cidade de Salvador. Não era o cheiro de uma rua, de um restaurante, nem dos hostels que fiquei, muito menos cheiro só de maresia. Eu sentia o cheiro de Salvador inteira. Como é que a gente explica isso? Não faço ideia. Eu vivi, daí explicar já é outra coisa. Me arrepiei inteirinha. Fiquei uns dez segundos com água nos olhos que não caíram de novo porque sou uma pessoa que não se entrega fácil a essas armadilhas da memória, nem a olfativa, nem a geográfica. Fiquei igual um cachorro farejando a presa que era eu.

*
* *

Isolamento
sexual

ONTEM PASSEI O DIA com uma sensação estranha. Era um misto de vontade de chorar com confusão mental. Não sabia por que queria chorar, e não saber a razão dava mais vontade ainda. Cheguei em casa com necessidade de um filme triste. Procuro na aba "drama" e comprovo que meu referencial de tristeza estava mais exigente do que o da Netflix. Tento então buscar na memória algum que fosse melancólico o suficiente. Cinco minutos depois já estávamos assistindo à vida de um cara isolado do mundo. A intenção era chorar, mas não deu. Apareceu uma mulher com o filho autista em cena e encheu a tela da tevê com a carência óbvia do tal cara. Percebi ali que na verdade ele estava vivendo a mesma situação que nós: isolamento sexual. A diferença era que ele estava perdido no meio do nada na Patagônia e nós estávamos dentro de um apartamento na Cidade Baixa.

Não preciso dizer que o drama foi pelo ralo e os comentários sobre a beleza física do protagonista ganharam bastante força com o decorrer da trama.

Tanto que uma hora no meio dos nossos "Que homem é esse, minha gente!" "Deuzulivre!" "Quê qué isso, minha Nossa Senhora da Achiropita!", uma de nossas vizinhas-amigas deu um grito pela janela perguntando o que era aquela bagunça. Acho que nos excedemos um pouquinho nos elogios. Mas fazer o quê? Qualquer análise psicológica barata vai defender que quanto menos se tem o que se quer, mais desejamos falar sobre o assunto. Fazemos isso quando crianças e queremos um brinquedo: "mãe, mãe, mãe". Quando adolescentes e descobrimos a paixão, qualquer assunto vira "ele". E quando, enfim, adultas, solteiras, independentes e com a vida sexual em dia – ou quase –, eis que chega uma pandemia.

É... A quarentena não está fácil pra ninguém, colega. Temos pais enlouquecendo com as crias dentro de casa, tendo que se dividir entre *home office* e panela de feijão, fazendo de um tudo pra manter a família viva. Temos toda a população em situação de rua que não tem casa pra lhe proteger do contágio, nem mesmo água pra lavar as mãos ou políticos que lhe enxerguem. Temos a galera dos trabalhos informais se arriscando, como os entregadores de comida por aplicativo e os trabalhadores dos "serviços essenciais" tentando manter a sanidade mental enquanto se adaptam a todo tipo de pergunta idiota se concentrando pra não coçar o nariz sob a máscara. Mas hoje eu venho desabafar em nome de uma classe pouco representada ultimamente nessa enxurrada de memes e post de pão, crianças e séries: as solteiras em quarentena. Para isso gostaria que vocês conhecessem Amélia.

Ela é uma amiga como todas as outras que tenho: incrível. Contudo, tem passado por todas as etapas do isolamento supracitado. No início da quarentena, como muita gente, ela também não botou fé na longevidade do pacote de recomendações, algumas vezes paradoxais, que todos recebemos pelos meios de comunicação. Como podia se dar ao luxo, se trancafiou em seu apartamento. Logo viu aquilo como um sinal divino para repensar umas questões, meditar, comer verduras orgânicas e, com sorte, escrever um diário pandêmico pra sair dessa onda renovada. Coitada da Amélia, tão inocente! Nessa época deu graças aos céus por estar sozinha e com o sexo em dia, imagina ter que ficar dentro de casa com a mesma pessoa vinte e quatro horas? Nunca conseguiria fazer tudo que tinha pela frente e ao mesmo tempo lidar com outra pessoa. Sem chance. Nada que alguns vibradores não resolvessem.

Bullet, *butterfly*, varinha mágica, *rabbit*, o tradicional pau de borracha, o milagreiro sugador de clitóris e os dedos. Organizando direitinho, todos os dias da semana dela estavam garantidos. A experiência da masturbação na quarentena trouxe uma satisfação que andava negligenciada. Ela começava a dar recomendações pras amigas de técnicas e apetrechos com o mesmo entusiasmo que indicava leituras. Uma mulher completa e autossuficiente. Com o tempo, misturava fantasias até então não imaginadas e tudo funcionava muito bem. Seus vibradores não sentiam medo de se envolver, não eram casados, não mentiam, não brochavam depois de beber demais, não a deixavam esperando numa mesa de bar, não eram indelicados, e ela podia simplesmente dizer "não" e eles a respeitavam. Ficar sozinha começava a lhe mostrar o quanto ela apreciava sua própria companhia.

Porém, o tempo foi passando e aos poucos o que deveria ser um mês de isolamento passou a dois, quem sabe três. E o alívio que Amélia sentia quando ouvia as discussões do casal vizinho ecoando pelo corredor do quinto andar foi sendo substituído por inveja. "Eles brigam, mas pelo menos devem estar transando." O jogo virou e Amélia estava no time dos quaranteners em celibato. De repente, ela estava passando mais tempo nas redes sociais que dormindo. Uma certa ansiedade a motivou a reativar antigas relações usando o famoso "Oi, sumido". Estava gastando sua energia diária para manter todos os seus contatinhos engatilhados, afinal, nunca se sabe. Porém, a situação foi se agravando e alguns especialistas estimaram "nada antes do fim do ano". Então Amélia, nadando num mar de emoções incertas e dos mais diversos tipos de carência, sucumbiu, num lapso de desesperança, e baixou o Tinder.

A versão beta estava aberta, ou seja, Amélia podia falar com todo mundo, quase que literalmente, pois podia dar *like* em qualquer pessoa do planeta. Uma nova forma de se relacionar com o outro entrava pela tela do seu computador: o *webdate*. Fez vídeo chamada internacional, aprendeu a mandar nudes sem comprometer sua imagem e estava praticando o pouco que tinha de conhecimento em línguas estrangeiras enquanto dividia um vinho com homens de várias nacionalidades. Mas, como tudo que se faz em situação de isolamento social tem um impacto emocional intenso, não demorou pra ela se sentir ainda mais sozinha. Toda vez que desligava o computador, seu apartamento parecia estar mais repleto de solidão. O tão sonhado equilíbrio do início da reclusão foi aos poucos deixado de lado pela fome insaciável de contato humano.

Amélia encontra-se hoje num estado de resignação realista. Não sabe como vai ser a vida no mundo pós-pandêmico lá fora, e dia sim, dia não, entra numa crise nova. A situação não é um retiro espiritual ou uma lista de coisas-que-não-podia-fazer-por-falta-de-tempo e agora com a quarentena poderia. Paciência... Somos seres sociáveis e o distanciamento do mundo que conhecíamos é uma oportunidade de rever nossa forma de viver, tanto com nossa própria companhia, quanto com os outros. Amélia tem novas e antigas carências pra lidar, e apesar de estar idealizando um pouco demais seu primeiro encontro amoroso depois da quarentena, às vezes tem se permitido sentir falta. Apesar de seus vibradores não terem personalidade, não conversarem e não sorrirem, eles têm interagido o suficiente. Porém, não se enganem, colegas! Assim que possível, ela não vai dar, ela vai distribuir.

Dedico este texto a todas as mulheres em isolamento sexual. Força, amigas! "We can do it!"

Aniversário

ESSA SEMANA COMPLETEI um ano como porto-alegrense. Lembro de um dia qualquer de agosto do ano passado — falando no telefone com minha mãe, enquanto subia a Marechal na altura dos antiquários, eu contava como estava me sentindo. "Estranha por quê?" "Não tenho certeza". Acho que depois de um semestre, a lista de coisas pra reconstruir minha vida pós-divórcio acabou e não sei o que fazer. Apesar de já ter onde morar e trabalhar — as bases da vida adulta — estava mais uma vez me sentindo perdida. Então, minha mãe, com a clareza de quem sabe o que faz de sua existência, desdobrou um pequeno suspiro, puxou um silêncio e o quebrou com a única frase que faria sentido naquele dia: "Agora é só você viver, minha filha".

Viver. O que é viver? O contrário de viver é morrer? Tudo é tão simples assim? Não acho. Talvez o contrário de viver seja sobreviver. Não digo no sentido agudo de um náufrago, de um amputado por mina terrestre ou de uma refém de assalto à mão armada.

Acredito que a perspectiva de apenas ir sobrevivendo é o que tem impulsionado pessoas acostumadas a viver plenamente, numa manhã de domingo, a pularem da varanda no Petrópolis. Quem sabe até o suicídio pode ser um luxo. A morte não é uma saída de emergência quando outros dependem da sua vida. Acredito que nenhum suicida gostaria mesmo de morrer. A vontade é de terminar rápido com uma dor que racionalmente demoraria meses para ser curada. Anos. Morrer foi só um erro de cálculo. Mas o que é viver?

Hoje faço trinta anos. A casa está calma e silenciosa nesta manhã fria de maio. Apesar de mais tarde a única pessoa que dividirá as comemorações comigo será a companheira de todos os dias de isolamento social, garanto que pelo menos o silêncio a gente vai conseguir quebrar. Mas este ano, como para muitas outras pessoas, a nova idade vai entrar pela porta da frente de máscara e deixando os sapatos sujos na entrada. Com a proibição de aglomerações a celebração da vida, meu ritual preferido no ano, vai ser pela tela de uma chamada de vídeo, por mensagens nas redes sociais e pelo som de um telefonema ou um áudio de WhatsApp. Parece que tudo que não estamos podendo viver lá fora tentamos tornar real de alguma maneira compartilhada virtualmente com os outros humanos isolados que conhecemos.

Viver é isso? Dividir um momento do dia com alguém pela rede social? Bater um bolo e antes de comê-lo fazer um *boomerang* pra postar no Instagram? Escutar uma música e compartilhá-la no status do Facebook, YouTube, TikTok, Twitter, Snapchat,

Spotify, Viber, Pinterest? O universo virtual parece sem limites. A vida que se passa dentro dele tende a seguir a mesma regra. Paquera virtual é traição? Dar *like* é realmente participar de um momento na vida do outro? Fazer uma foto que durará cinco segundos na tela de outra pessoa torna aquele momento eterno? Tenho a impressão de que quanto mais entro na rede, mais me perco. Ao tentar petrificar pedacinhos do meu presente, sinto tudo virar areia, e me encontro num labirinto de efemeridades. A frase da minha mãe continua ecoando no corredor da minha mente.

Hoje é dia 19 e agora é só viver. Poderia me inspirar no modelo de vida americano: casa, família, eletrodomésticos, cachorro, emprego e férias em algum lugar quente. Já tentei, me senti muito vazia. Poderia me inspirar no inconsequente *carpe diem*. Levar uma vida hedonista uma vez que o amanhã é o hoje que ainda não chegou, logo não deve ser uma preocupação ainda. Poderia me inspirar nas inúmeras religiões que pregam o sacrifício, criando meios de autopiedade para conviver melhor com minha própria consciência ou quem sabe olhar a vida como uma grande pedra que tenho de empurrar montanha acima. Porém, nem sou capitalista de coração, nem filósofa, religiosa ou poeta. Sou, infelizmente, realista demais para fechar os olhos.

Nesta madrugada o menino João Pedro morreu dentro de sua casa, onde ele deveria estar protegido. Filho. Irmãos. Mães. A morte faz a distinção dos vivos quando a arma é de fogo na mão do policial ou o vírus vem pelo ar que se respira no transporte público indo para o trabalho, na fila do auxílio emergencial ou na rua onde se vende todo tipo de mercadoria em troca de sobrevivência. Sobreviver não é viver. Penso nos milhões de brasileiros que usam tanto do seu tempo tentando se manter vivos que não lhes resta quase nada pra viver. "O que é viver?" Quando se tem pouco a vida pode ser uma fuga semanal na rotina para assistir a um jogo de futebol. Os campeonatos foram cancelados. Pode-se ainda aproveitar um samba de sexta-feira para gastar o resto das energias do corpo e renovar as da alma. Mas os sambas foram adiados. Bares fechados. Festas de aniversário?

O que é estar vivo quando temos mais de mil mortos por dia? Só um detalhe. Aquele gesto que você deixou de fazer em direção ao rosto por puro acaso. O destino não está trabalhando durante a pandemia. Deus não está controlando as estatísticas. Eu tenho trinta motivos óbvios e milhões invisíveis para agradecer hoje porque de alguma forma secreta ainda estou aqui. Minha pele é mais clara, eu lavei a mão, em algum momento alguém me disse leia isso, na hora certa eu recebi um sorriso e não outro esporro depois do esporro. Quem sabe? Já disse que sou uma pessoa de sorte e quando olho os últimos dias, mais do que para os últimos anos, tenho mais certeza.

À noite eu somava algumas mensagens de parabéns pelas redes sociais, desejos de saúde e todo o blábláblá. Tive direito a bolo e chororô de saudades. Na verdade, a melhor parte de ter um dia no ano dedicado ao nosso nascimento é usá-lo como desculpa para reforçar os laços amorosos com quem nos interessa, nem que seja por videoconferência. Percebo agora que a vida virtual não substitui a real, contudo, às vezes pode ser útil para amenizar as faltas. Hoje me permiti ser feliz por algumas horas. Me permiti também ser triste. Me permiti sentir todas as emoções que me visitaram. Não posso sempre me dar tudo que quero, mas tento viver tudo que sinto.

⁂

Cloroquina

"**QUEM É DE DIREITA** toma cloroquina, quem é de esquerda toma Itubaína®." Se você achou que já tinha visto e ouvido de tudo, eu tenho a infelicidade de te informar que o Bolsonaro ainda tem muitas cartas na manga. Sim. Espero que você tenha assistido, pelo menos, aos melhores-piores momentos destes últimos dias da novela Brasília e espero mais ainda que os teus olhos não tenham queimado. Não sou do tipo que fala "eu avisei", porque vivemos numa democracia. Quando jogam a merda na frente do ventilador ela voa na tua janela e na minha também, fica todo mundo fedendo igual, mas uma coisa eu posso dizer: essa culpa eu não carrego. E você?

Calma, não precisa responder alto. Pelo sim ou pelo não, continue lendo, não vamos falar de política, vamos falar de saúde apenas. No último dia 20 o Ministério da Saúde, aquele órfão, divulgou um protocolo para o uso de cloroquina já nos primeiros sintomas da SARS-CoV-2. Se eles tivessem postado na sua página de Facebook teria tido a mesma importância.

Afinal, um documento dessa envergadura não levar assinatura de nenhuma autoridade competente é um reflexo da política pública do Bolsonaro. Quem quer toma, quem não quer não toma. Pois ele é Messias, mas infelizmente não faz milagres. E o que isso tem a ver contigo?

Bom, pra começar, só tem tudo a ver. Primeiro, porque você faz parte deste país, ainda chamado Brasil. Depois porque não existe local seguro neste planeta para se safar de uma pandemia e, supondo que você já tenha tido a covid-19, e supondo mais ainda que realmente não exista reinfecção, mesmo assim você ainda deve conhecer pelo menos uma pessoa com a qual se importe o suficiente para não querer que ela morra. Pronto? Vamos agora enumerar os principais motivos para você NÃO ASSINAR O TERMO DE CIÊNCIA E CONSENTIMENTO DO USO DE CLOROQUINA.

A cloroquina e a hidroxicloroquina são medicamentos altamente eficazes para o tratamento de diversos tipos de malária e para algumas afecções reumáticas e dermatológicas, como artrite reumatoide e lúpus eritematoso. Seu uso é seguro, desde que respeitadas as indicações terapêuticas e controladas as doses. A meia-vida terminal da cloroquina varia de 30 a 60 dias. Isso quer dizer que, se você sobreviver ao tratamento, metade da quantidade de cloroquina que tiver acumulada no seu corpo vai levar mais de um mês para sair. Comparando com a eliminação de drogas mais *pops* como o paracetamol e a aspirina, que levam três horas: é um tempo da porra!

Por que estou dizendo tudo isso? Pra te assustar? Não. Sou uma profissional, não preciso disso, tenho a ciência ao meu lado. Diferente de certas pessoas com histórico de atleta. Trago estes dados porque a maior preocupação no uso da cloroquina é seu potencial tóxico, ou seja, os efeitos negativos do excesso dessa substância no teu corpo. Apesar de ser segura, tem uma margem de segurança estreita, assim, um pouquinho a mais basta pra sair do status "remédio" para o de "veneno". A intoxicação leve inicia-se com dor de cabeça, urticária, visão duplicada e irritação no estômago. Se o tratamento for continuado, pode-se ocorrer confusão, convulsões, coma, arritmia e finalmente parada cardíaca. Morte.

Na verdade, eu nem precisaria dizer tudo isso, porque, no último dia 25, ninguém mais, ninguém menos que a Organização Mundial de Saúde aposentou os estudos clínicos do uso de cloroquina pro tratamento do coronavírus. Ficam aí esses últimos dois parágrafos de brinde pro teu baú de souvenirs para futuras conversas de boteco. Eu sei, o alcoolismo domiciliar está começando a te preocupar, não é mesmo? Aquela tacinha de vinho pra acompanhar a janta tem virado uma garrafa e você não sabe mais viver sem as promoções do leve 4 pague 3 do mercado. A verdade é que com os bares abertos a gente bebia muito menos porque falávamos muito mais.

O álcool tem sido o remédio mais utilizado pelos quaranteners que conheço. Não é fácil passar por um momento histórico caótico o suficiente do ponto de vista sanitário, vivendo simultaneamente uma crise sociopolítica. A doença da sociedade brasileira vem muito antes da chegada da covid-19. Um país que em fevereiro de 2020 tinha 12,3 milhões de desempregados; 38 milhões de pessoas trabalhando na informalidade; 26,8 milhões de subempregados; ou seja, 40,6% da população brasileira ocupada não tinha qualquer tipo de seguridade social, sendo que 4,7 milhões não procuravam mais emprego, segundo dados do IBGE. E aquele que chamam de presidente tem o mau-caratismo de falar, em meio à maior crise multissetorial que conhecemos, "vão querer empurrar essa 'trozoba' pra cima da gente, aqui não é saco sem fundo [...] a luta pelo poder continua!". Nessa fala, a "trozoba" se refere às "10 milhões de carteiras assinadas que vão pro saco" antes do meio do ano.

"Acorda amor
Eu tive um pesadelo agora
Sonhei que tinha gente lá fora
Batendo no portão, que aflição
Era a dura, numa muito escura viatura
Minha nossa santa criatura
Chame, chame, chame lá
Chame, chame o ladrão, chame o ladrão"
(CHICO BUARQUE)

Atualmente não podemos ir às ruas gritar nossas angústias por um *impeachment*, nem chorar nossos mortos ou berrar pela liberdade inquieta no peito. Hoje não podemos nem nos consolar com a possibilidade de um tratamento rápido e eficaz contra esses inimigos, o visível e o invisível. Mas nessa luta contra os vírus que vêm assolando nossos corações, mentes, rins e pulmões, resistir e continuar em vida é a nossa maior arma. Use corretamente sua máscara, pois, assim como seu voto, ela é um respeito à coletividade. Guarde sua consciência ativa, viva e em produção, precisamos de todos! Beba bastante água, cuide de sua imunidade. Só saia se necessário, não há normalidade alguma nas ruas, eu te garanto. Pois assim como à noite buscamos alento no álcool, a cloroquina é a nossa vontade de milagre. E, aqui no mundo real, nada vem de graça.

※

Interfone

QUAL O VALOR de uma palavra? Quem tem mais direito de julgá-lo? Quem profere a palavra? Quem a recebe? Ou talvez quem sofra de alguma maneira a maior consequência? Considerando que fosse realmente possível identificar uma relação causal entre uma palavra e uma ação, como, então, mensurar as consequências vividas por aquele que fala e aquela que escuta?

Sábado passado fiz o que tenho feito em todos os dias de folga dos últimos dois meses de pandemia: fiquei em casa. Nada muito especial, coloquei a faxina em dia e esperei a noite chegar escutando música. Aqui escutamos música o tempo todo. Apesar de algumas preferências, tem espaço pra uma multidão de artistas. De Beth Carvalho a Tove Lo. De Liniker a Pearl Jam. Artista que faz arte. As épocas desfilam pela bancada da cozinha navegadas pelas melodias. Fui dormir embalada pela Audra Mae.

Não sei quanto tempo depois o interfone toca. Toca de novo. E de novo. Penso que talvez o namorado da minha amiga tenha ficado sem bateria para avisá-la que estava chegando do trabalho. Ao final desse pensamento curto e sonolento, o interfone não para mais de tocar. Chego à rápida conclusão de que não é ele. O Ahama não seria capaz de acordar a casa toda nesse desespero. Levanto e passo a mão automaticamente pela mesinha de cabeceira. Olho o celular. 4h26. Abro a porta do meu quarto. Ela dá pro corredor, e a extensão parece intensificar o barulho. Aquilo começa a ser insuportável.

Minha amiga encontra-se ao pé do interfone, tão assustada quanto eu, tira-o do gancho me fazendo sinal de silêncio, e coloca no ouvido. Eu chego até a porta da sala sentindo o frio da madrugada subindo pelas minhas pernas, mais lento que o medo, esqueci de calçar os chinelos. Ela não escuta ninguém do outro lado, porém, uma vez que nossa casa está vazia daquele barulho, podemos perceber que outros interfones estão tocando no prédio. O pânico começa a tomar o lugar do medo. Marcela tenta colocar o interfone no gancho de novo, com o cuidado de quem segura uma bomba, mas, quem quer que seja que está lá embaixo na entrada do prédio, mantém o dedo no botão. Tão logo o contato é feito, o barulho volta com tudo.

Decidimos em silêncio deixar o interfone fora do gancho e ligamos pra polícia preocupadas. Se alguém violento entrar no prédio, o porteiro está lá embaixo sozinho. Há três semanas ele saiu da quarentena. "É realmente indispensável que todos voltem a trabalhar, afinal estão sendo pagos", disse aquela que gostaria de ser a síndica do prédio. Agora ele está lá na portaria sozinho, no meio dessa confusão, com outras ameaças além do vírus. A polícia disse que vai mandar uma viatura. Ainda estão tocando os outros interfones e nossa porta está trancada. Criamos mil teorias, e como bandido não costuma tocar campainha, concluímos que deve ser alguém confundindo o prédio. Deve tá louco de droga e só lembra que mora num quarto andar. Como já chamamos a polícia e não pretendemos de jeito nenhum abrir a porta, não há muito a ser feito. Voltamos pra cama.

Assustada, com um frio de tremer o queixo e confusa, deito e tento fechar os olhos secos. Muitos pensamentos rápidos e com sorte um mais devagar. Quem sabe mais um pensamento devagar o suficiente pra trazer junto um sono. Dali uns minutos a campainha de casa toca. "Puta que pariu. Alguém abriu o portão e o mal que tocava o interfone agora está tocando a campainha." A única coisa que consigo fazer é sentar na cama de um sobressalto. Escuto os cochichos da Marcela e do Ahama no corredor. Não sabem se dão sinal de vida dentro do apartamento ou se continuam ignorando a campainha que se soma ao barulho contínuo de interfones. Eu continuo paralisada na cama. De repente a discussão silenciosa é rompida por três batidas fortes na porta. Eu quero chorar, mas nem isso consigo. O Ahama se resolve e grita "Quem é que tá aí?"

Nisso, o porteiro responde e nós três conseguimos enfim respirar. Ele diz pra Marcela que tem um maluco lá embaixo, querendo subir aqui, dizendo que deixou umas coisas no nosso apartamento e precisa delas pra poder viajar. Mesmo sem ter nada dele aqui.

Mesmo fazendo mais de três meses que não nos falamos. Mesmo sendo a coisa mais improvável do mundo, eu sabia quem era o mal que tocava o interfone. Ligamos pra polícia de novo. Marcela respira aliviada, era só ele. Eu deito sabendo que ali perdia meu domingo. Perdia a leitura que não faria mais. O almoço que não apreciaria. O sono que não descansaria. A paz que mais uma vez não teria.

Mil vezes ele passou dos limites socialmente aceitáveis. Quando alguém te diz "desculpa", qual é o valor dessa palavra?

∗

Ânsia

ACHO QUE ESTOU no meio de uma crise de ansiedade. Não tenho muita certeza, não fui no médico. Não, não foi simplesmente pra evitar aglomerações intra-hospitalares. Foi pra evitar o médico mesmo. Não gosto. Por enquanto estou observando, fazendo anotações e quem sabe eu mostre pra algum "dotôr". Primeiro achei que eram gases. Devo confessar que minha alimentação não segue exatamente as recomendações da OMS e nesses últimos dias abusei das frituras. Um certo desconforto me abateu e pensei na hora: "Luftal!". Nem dei atenção e vida que segue. Dali a pouco o desconforto bateu forte no peito. Não exatamente do lado esquerdo, mas já pensei "sou muito jovem pra ter um infarto, se ele vier vai ser fulminante". Fiquei naquela de observar, como já disse, e nada. Nenhum calafrio, nem dormência no braço ou formigamento nas mãos.

Sobrevivi ao domingo. Não enfartei, contudo a dor no peito perdurou. Tomei um chá de camomila, afinal chá cura tudo que é doença da minha cabeça, e fui dormir. Segunda-feira de manhã, levanto cedo pra terminar um texto. Aquele ritual de sempre. Banheiro. Cozinha. Lava rosto, passa café. Me sento na cadeira e percebo que estou balançando os pés. Eu não balanço os pés. "Por que estou balançando os pés?" Aquilo me assusta, respiro fundo e sinto que a dor no peito não foi embora com o xixi que fiz depois de tomar a xícara generosa de camomila. "Putz, não funcionou". Tento outra tática. "Se for coisa da minha cabeça é só eu ignorar". Duas horas e meia escrevendo e ignorando. Hahahahahahaha.

Nem preciso te dizer que não funcionou. Óbvio! Vou me arrumar pra ir pra farmácia trabalhar mais um pouco. Aquele outro ritual de sempre. Cobre braço com manga, cobre a cara com máscara, e ganho a rua. Ouvi dizer que o comércio ia fechar. Hum. A galera continua na rua. Tenso. Lembro das últimas semanas de março, a agonia que era ver essas ruas desertas, e sinto saudades. Pelo menos naquela época as pessoas estavam se cuidando. O porto-alegrense não aguentou três meses de isolamento social. Teve gente que não aguentou nem um. Não sei mais que dia de maio reabriram todas as lojas da Andradas, ao ver aquilo uma angústia foi crescendo. A farmácia enchendo de turista atrás de esmalte, xampu e creme de barbear e eu pensando: "Serviço essencial, minha gente! SERVIÇO ESSENCIAL!!!" Mas o que é realmente essencial? Nenhum governante entrou em acordo no início, agora então os decretos parecem horóscopos de Instagram.

Venço a multidão nas calçadas aguardando ônibus que vêm e vão. Chego na farmácia com uma sensação estranha. Meu peito arde quando respiro. Parece que o incômodo de ontem e a dor desta manhã se intensificaram como uma brasa soprada pelo vento do corredor da Borges. Subo a escada em direção aos vestiários com um cansaço pesado. Não dá pra explicar bem o que é, mas parece que não é um bom sinal. Desço pra trabalhar. Minha colega farmacêutica me sugeriu: "Você já teve crise de ansiedade?" Até aquele momento a palavra não tinha passado de verdade na minha cabeça. Sim, de um certo modo eu fui negacionista. E então uma verdadeira consulta se passou ali naquele balcão. Acabei lembrando das duas crises de pânico que tive.

A primeira vez foi bem próxima da seguinte. Semana de provas anuais em Genebra. Ser imigrante é muita treta, mas revalidar diploma é um tipo requintado de tortura moderna. Se você puder alguma vez na sua vida não passar por isso, fuja do desafio. Às vezes a gente se mete numas coisas que, quando nos perguntamos onde estávamos com a cabeça, simplesmente não há resposta. Prova de farmacologia geral e clínica aplicada valendo o ano de aula em francês. EM FRANCÊS! Resultado? Crise de pânico no meio da noite. Acordar com a sensação que o ar do quarto acabou e tu vai morrer a qualquer instante é uma sensação única. Pena que ela se repetiu na semana seguinte. Aquela prova é o meu maior orgulho de "quase" da vida.

Quase passei, quase morri. Mas, conversando com minha colega, percebi que um dos erros que cometi daquela vez foi ignorar a situação na qual estava. Não cometerei o mesmo erro desta vez. Isso se for mesmo uma crise de ansiedade. Resolvi tomar um relaxante muscular e outro chá de camomila antes de dormir. Vai que, né... A terça-feira se levantou pra me mostrar que dor muscular e angústia são duas coisas diferentes. Lembra do ritual? Banheiro. Cozinha. Lava rosto, passa café. Me sento e fico pensando: "Qual é mesmo a situação atual que estou ignorando?" Então percebo que posso focar no fato de nossa equipe no trabalho estar diminuindo a cada três semanas; de meu pai estar pirando o cabeção de formas inéditas pra chamar a atenção; de minhas amigas farmacêuticas de São Paulo estarem fazendo testes rápidos de covid sem muita certeza das condições sanitárias dentro da farmácia; e de todas as minhas questões mais pessoais.

"Qual é mesmo a situação atual que estou ignorando?" Posso focar as questões mais amplas e pandêmicas como o nosso desgoverno genocida da necropolítica; a ausência de competência técnica nos cargos de chefia do Ministério da Saúde; a ignorância no uso correto de máscaras contra a covid-19 e o descaso em relação ao isolamento social; as mais de mil mortes por dia; os assassinatos cometidos pela polícia. A Fome. A Peste. A Morte. Nunca gostei de universos apocalípticos na ficção. O caráter de inverossimilhança é sempre tão disparatado que minha imaginação não consegue acompanhar. Uma doença que vai matar todo mundo, porém, ninguém consegue ver. É necessário quase um gole de fé. Não gosto. Estar dentro desse tipo de ficção científica formada por uma crise político-sócio-econômico-sanitária é demais pra minha mente. A crise de ansiedade é só mais uma.

Informação

HÁ UNS DIAS Ana jogou uma bomba no meu colo durante uma chamada de vídeo do nosso grupo. "Gurias, vou me mudar. Eu e a Teresa não brigamos nem nada, é só uma necessidade deste momento. A quarentena tem me mostrado muitas portas." Engasguei deixando umas gotinhas da cerveja escaparem pelo nariz enquanto me acomodava na rede. Aquela bomba inesperada e quente escapou do meu colo e ficou ocupando quase todo o espaço livre da sala. Como assim? Vê se isso é hora de ir morar sozinha? O mundo todo se sentindo solitário nesta porcaria de isolamento social e ela procurando a solidão?! Minha energia foi minguando, como a cerveja no meu copo.

Levei uns dias para ver como aquilo era uma coisa boa. Mais uma mulher embarcando na doce aventura de se conhecer. Que delícia, não é mesmo? Sozinha dentro de casa, podendo fazer o que quiser, ou fazer absolutamente nada. Ninguém para se interpor nos diálogos que tem de fazer consigo mesma. Uma liberdade única. A solidão como escolha. Escolha? Minha Nossa Senhora

Achiropita! Como aquilo seria possível? Uma pessoa em sã consciência querendo morar sozinha agora. Agora! No meio desta tormenta chamada 2020 uma mulher se levanta e quer fincar bandeira num apartamento de 45 metros quadrados para chamar de lar.

Eu disse que levei um tempo para ver. Daí a processar tudo foi outra leva de dias. Para aceitar que a vida está acontecendo apesar de mim mesma só na base da terapia e muita lavagem de louça. Vejo a vida se desenrolando nesses últimos cinco meses e me assusto. Dentro da minha cabeça as coisas parecem tão mais lentas. Receber uma notícia de mudança sem participar dos processos psicológicos de decisão choca. Não conversamos, nem convivemos mais. Não estamos participando da vida uma das outras como antes. Informação no lugar da comunicação pode machucar e desgastar relações.

As redes sociais se tornaram nosso boteco, o almoço de domingo, a sala de aula, o auditório de palestras, o palco, às vezes até a cama do amante. Tem muita gente por aí pulando a cerca virtualmente, apostando que não faz mal nenhum. Tenho minhas opiniões – não importam. A partir de algumas palavras escritas numa ferramenta de comunicação instantânea, como o WhatsApp, eu coloco todos no mesmo patamar. Da minha mãe ao meu chefe, da curadora de uma feira literária às minhas amigas íntimas. Todo mundo se comunica de alguma forma. É a maior arapuca da vida virtual. Ninguém escapa da sensação de ser só um par de palavras que troco com uma máquina grudada à minha mão.

Ando num ranço disso... Para gostar de alguém não precisamos só de palavras. Elas conseguem abarcar opiniões de leituras, posicionamentos políticos ou um causo do passado. Mas nada substitui um sorriso, a maneira como alguém se senta, ou se levanta, o som dos dentes batendo num copo. Palavras não têm tiques, manias, timbres, sotaques, olhos arregalados, nem abraçam. Comunicar-se passa muito além da troca de alguns caracteres. O nosso corpo inteiro fala e o aplicativo não mostra isso, nem em chamada de vídeo. Ah! Não mesmo. Nem vem. Videochamada é uma das coisas mais tristes que o ser humano já inventou.

O pior mesmo é o constrangimento dos primeiros encontros. A pessoa é amiga de um amigo. Na verdade, essa terceira pessoa nem é seu amigo, tá mais pra conhecido de algum trabalho. Então, uma conhecida de algum conhecido vem falar contigo porque tem algum interesse, digamos, profissional. Nunca falou contigo antes. Você não sabe como responder. Mas olha o perfil e se dá conta que talvez o interesse seja mútuo. Ótimo. Temos agora duas pessoas estranhas suficientemente à vontade na rede. "Oi, tudo bem?" "Tudo, e você?" "Tudo ótimo". Que tri. Como sobreviverão essas novas relações? Nascerão amizades desses convívios virtuais? Amores?

✯✯✯

Quer casar comigo?

É, NÃO VAI TER JEITO. Quando essa pandemia passar, a primeira coisa que vou fazer é casar de novo. Festa na praia, todo mundo vacinado e bêbado. Loucura na certa. Eu estava na dúvida entre fazer uma tatuagem nas costas, uma suruba em Brasília ou um mês acampando no Mato Grosso. Como gosto de aventura e a carência tem batido forte nas segundas e quintas-feiras, não vou dizer que foi uma escolha fácil, mas é o mais sensato.

Um dos discursos mais usados após o meu divórcio foi o famoso "você não precisa de homem nenhum". Aquela era uma oportunidade de me conhecer melhor. Afinal, só na solidão a verdade se revela. Construímos comunidades de diversas origens dentro da sociedade. Moldamos nossas rotinas ao redor do convívio com o outro. Escola, trabalho, diversões. Toda nossa civilização foi levantada sobre ideias de coletivo, como a família, os amigos, os clubes, as parcerias. Celebramos juntos as uniões. Então, em meio à minha maior confusão, alguém quer me convencer de que estar sozinha era uma dádiva. Não fazia sentido algum.

Nossa essência é efeito de relacionamentos? Quem sou eu na ausência do outro, se nunca existi sozinha? Nunca poderia ter sequer existido. A pandemia abriu um fosso entre meu corpo e o mundo, lá sopra um vento gelado à noite. Não conviver deixa um vácuo estranho. Não soube lidar com ele no início. Ignorei-o. Porém, pouco a pouco aquele espaço que parecia fundo se mostrou apenas largo. Os outros deixaram espaços nalguns comentários durante o filme de quarta-feira, num trincar de copos da sexta ou numa risada de boca cheia de farofa do domingo. Onde o outro se ausenta eu me expando. Percebi o quanto esse vácuo era conhecido. Tivemos um encontro em Recife anos atrás.

Assim que terminei a faculdade saí o mais rápido que pude de São Paulo. Não sabia com certeza onde iria morar, mas tinha de ser no litoral e numa cidade. Nada de vilarejo com duas ruas e uma parada de ônibus. Como me achava pernambucana o suficiente, na ânsia de pertencer a algum lugar, a escolha parecia óbvia. Cheguei em Recife com uma mochila e meio dia para arranjar um lugar pra ficar. O que não tenho de juízo, me viro com a sorte. O quartinho que aluguei na Brasília Teimosa foi uma das melhores e piores coisas que já me aconteceram.

Sou do agreste do estado. Recife pra mim era tão clara e distante quanto Pasárgada. Quando alguém do sítio falava que tava indo pra lá, ou era doença ou nunca mais voltava. Imaginação de gente do interior. Mas eu fui adolescente em São Paulo, nada poderia ser pior, certo?! Quanta inocência! Passei um mês inteiro sem conversar com ninguém. Ia muda pro trabalho. Trocava meia dúzia de palavras com os clientes, que me olhavam como uma perfeita extraterrena. Jantava qualquer gororoba dentro dos meus nove metros quadrados. Nunca mais iria para um lugar onde não conhecia uma viva alma, prometi pra mim mesma.

O silêncio me matava.

Tentei preencher aquele vácuo com música. Ela me organiza. Aos poucos percebi que ele não era tão profundo, era apenas largo. Além de tudo, um velho conhecido. Eu já havia convivido com aquela sensação antes. Talvez tenha sentido esse vento que sopra a minha vida inteira.

Nascer é uma coisa meio feia. Tem grito, tem dor, tem sangue. Se eu te contar uma história com sangue, dor e grito, duvido você achar alguma beleza nisso. Parto é algo belo assim. Mas, enfim, nasci. O problema maior veio depois. Alguns segundos passados. Os olhos ansiosos atrás das lentes grossas de míope de meu pai escutam com atenção. É menina. E uma brisa fria soprou no corredor da maternidade.

É menina.

Num mundo construído e organizado para a existência em plenitude dos indivíduos que têm um pênis e usam-no para penetrar, nunca são penetrados – sabe, aquela velha história do cu do Adão e coisa e tal – atestar que uma criança é uma menina é quase proferir uma sentença. Crescer e assumir-se mulher vai além, é como pagar uma passagem só de ida para uma ilha assolada pelo vento. Todo dia ao entardecer, quando o sol inclina o mundo no sentido das sombras, os grãos de areia se chocam com tamanha violência que chegam a machucar a superfície da pele. Ser mulher é aguentar esse desconforto de pé na ilha todo dia.

Morar numa ilha. Ser uma ilha.

Até onde eu sei mulher nenhuma precisa de homem. Assim como também não preciso ter mais de um par de sapatos. E tenho dezessete. Não faço ideia de como vou sair dessa distopia pandêmica. Sei que não morri de infância. Não morri de pobreza. Não morri de imigração. Nem de separação. Se não morrer de covid até o final deste pesadelo, eu me caso, juro! Nem que seja contigo.

※

Uma pequena
irresponsabilidade

FIZ O TESTE DE COVID essa semana. Tudo começou com uma colega que não apareceu pra trabalhar segunda-feira. Pensei logo naquela dor de barriga típica do pós-findi. Sem julgamentos. Quem nunca? Mas que ressaca que nada, era o danado do corona assolando a nossa filial. Daí, imagine. Foi aquele deus nos acuda. Fecha, não fecha. Angústia. O álcool gel rolando solto. O medo e a miséria. No dia seguinte a equipe toda de excursão pro laboratório de análises clínicas. Eu estava só o zumbi. Deitei umas 22h30. Às 3h20 acordei e não consegui mais dormir. Isso mesmo. Você pode até pensar "Bah, cinco horas de sono pra mim tá de boas". Essa não é a minha realidade, minha gente. Sono é sagrado. Sono é vida. Aquele povo todo ali e meu mau humor aflorando. Pra evitar encher o saco da galera que não respeitava o distanciamento nem na fila do teste, resolvi ruminar umas coisas na minha cabeça.

Quando a quarentena começou e eu me vi perdida num mar de *fake news* e recomendações da OMS, fiz o mais óbvio: gambiarra. Me orgulho disso? Não. Mas... O que eu podia fazer? Peguei minha antiga rotina, passei um café, sentei na bancada e comecei minha equação. Ok, então agora é só viver como eu vinha fazendo, mas sem sair de casa por uns dias e passar álcool gel. Tranquilo. Passou um mês. Tudo bem, só viver como eu vinha fazendo, sem sair de casa, nenhum boteco, não visite as gurias, nada de samba também e use máscara. Beleza. Mais um tempo e, nada de sair de casa mesmo! Esquece tudo! Sexo? Nem pensar! Nenhuma escapadinha social, álcool gel, máscara, distanciamento, zero abraços, contato só no olhar. Tudo isso sem nenhuma ideia do fim da coisa.

Uma hora outra ficha cai. Sair viva dessa pandemia vai além de transmutar a antiga rotina em uma antiga-rotina-sem-algumas-coisas-e-mais-outras. Não se negocia com a vida desse jeito. Construímos uma nova maneira de viver cheia de responsabilidades, deveres, comportamentos sociais. Além de tudo isso, o peso de uma ação simples, como lavar as mãos corretamente ou higienizar as chaves de casa, tornou-se vital. Foi como se da noite pro dia toda nossa agenda comportamental tivesse passado pelas mãos de um médico sanitarista chapadaço. Tudo que fizéssemos agora carregaria a medida de uma representação moral de vida ou morte. Minha morte ou vida e a vida ou morte dos outros. Que puta cansaço!

Eu repassava minhas atitudes do último semestre aguardando a enfermeira me chamar. O que seria melhor? Dar positivo ou negativo? Se desse positivo só confirmaria que eu fui uma infectada assintomática.

Talvez eu me permitisse psicologicamente deixar a pandemia no passado. Deixaria mesmo? Será que eu teria infectado alguém? Todas as pessoas que eu atendi na vacinação da gripe. Será que teria pego durante a campanha? Qual teria sido o erro fatal? Cocei o olho? Cocei muitas vezes o olho. Talvez eu não tivesse nenhuma chance de dar negativo trabalhando fora todo dia. Impossível. Se der negativo é necessariamente um falso negativo? Posso confiar nesse resultado? O teste com certeza será bem realizado. Posso ficar calma. Quem sabe as medidas sanitárias foram realmente eficazes me protegendo todos esses meses. Se der negativo eu devo continuar minha conduta ou posso respirar um pouco? Relaxar é uma opção? Estou exagerando, droga. O que realmente seria menos pior? Positivo ou negativo? Não conseguia me decidir.

Revia toda a minha nova rotina semanal e ela não incluía nada que se comparasse à fuga de realidade que praticava na sexta-feira e que tanto precisava. Eu não havia previsto momentos de irresponsabilidade. Leves e inofensivas irresponsabilidades. Posso ficar horas lendo sobre o ódio à raça humana que escorre das páginas d'*As mulheres de Tijucopapo*, da Marilene Felinto, no sábado à noite. Contudo, isso nunca irá substituir a sensação de odiar a humanidade na calçada da Lima e Silva, enquanto acompanho a Marcela num cigarro com um certo nível de álcool no sangue. Entre uma fumaça e outra, algum grupo de adolescentes vai passar cortando o ritmo do pagode ao fundo, vindo do boteco, com uma JBL a toda altura *"Talarica, tava sentando no macho da sua amiga (...)"*. A garoa e o frio de Porto

Alegre vão incomodar a minha garganta de não fumante e nesse exato momento, com as sensações alteradas, talvez até uma satisfação percorra minha pele, eu tusso vivendo uma ingênua irresponsabilidade.

    A enfermeira me chama, Nathallia Vilela! Porra. Há quanto tempo ninguém me lembrava do sobrenome da família da minha mãe. Essa mulher não me conhece mesmo. Movo meus pés como quem usa uma galocha maior que seu tamanho na chuva. As gotas de água inocentes e frias caem sobre minha cabeça enquanto eu me aproximo da sala de coleta de sangue. Ela não sabe, mas eu ainda não estou pronta para fazer esse teste. Eu ainda não sei como vou reinventar minha rotina. Preciso de um momento de descuido para o fim de semana. Uma furtiva e controlada loucura. Não sei se beirar levar uma multa por *rock'in roll* alto às 23h30 é uma boa ideia. Quem sabe dar uma volta no quarteirão? Ela me encara com ansiedade. Não sabe que ainda não estou pronta. Estou completamente imersa nessa chuva. Não sei se é melhor um resultado positivo ou negativo. Um semestre inteiro e eu ainda não estou pronta.

✭✭

Questionário

— BEBE?
 — Sim.
 — Quantas vezes por semana?
 — ...
 Ela desloca os olhos grudados no questionário e me encara. Aquele olhar sério me agride, não tenho outra opção.
 — Duas.
 Menti.

⁂

Positivo

NEGATIVEI. DUAS VEZES. Isso mesmo, tive que fazer o teste com aquele maldito cotonete no nariz dois dias depois de enfrentar meus medos negacionistas no exame de sangue. Por quê? Oras, por quê? Simples. A escolha do teste estava errada. O exame sorológico só faz sentido se no mínimo dez dias após a exposição suspeita. Tínhamos apenas quatro. E quando o serviço privado erra e teus colegas de trabalho começam a cair como peças de dominó, o que você faz? Isso mesmo, recorre ao SUS.

Sexta-feira à tarde, dois dias depois de ter recebido meu resultado negativo para IgG e IgM contra covid-19, assim como toda a equipe, o diagnóstico de mais um colega explode ao meu lado outra bomba. Em meio aos escombros e meus nervos abalados eu ligo no 156. O portal de informações sobre o novo coronavírus da Prefeitura de Porto Alegre é intuitivo e eficiente, menos de três minutos eu já estou com as orientações completas. Cada cidadão deve procurar seu posto de saúde de referência. Fui até o Santa Marta.

Lá o vazio e o silêncio reinavam. Lembrei que era sexta-feira à tarde. Ah! Já devem estar de fim de semana, pensei. Será que vão me atender? Me apresentei, a recepcionista pediu para eu esperar, como toda recepcionista. Algumas cadeiras com faixa isolante indicavam como guardar o distanciamento físico naquele local. Preferi ficar de pé. Alguns minutos eternos e a dúvida crescendo dentro de mim junto com a sensação de estar extremamente suja. Como eu poderia continuar trabalhando sem saber se eu era também uma bomba-relógio?

Dali a pouco uma médica me chama. Nathallia Vilela? Ai, segunda vez na mesma semana, aquilo não podia ser um bom sinal. Entrei, sem encostar em nada, abraçando minha bolsa de fazer feira onde se encontrava um jaleco usado, com certeza contaminado, uma carteira, um pedaço de papel, um celular sem bateria, uma caneta, o crachá do trabalho e as chaves. Àquela altura o vírus já devia ter pulado do jaleco e infectado tudo, devia tá devorando o metal gasto da chave de casa, o celular então! Nunca mais álcool nenhum daria jeito. Eu encontrava-me sem esperanças quando vi dois olhos sorrindo pra mim e me dizendo "Pode sentar".

Desisti. Sentei na cadeira de plástico desconfortável e comecei a contar todo o meu drama. Eu não queria, mas sou uma péssima paciente. Não sei que horas uma enfermeira-assistente veio medir minha temperatura e me deu um lenço pras lágrimas que molhavam minhas máscaras. Sim. As duas que estava usando pra proteger o mundo do vetor que com certeza eu tinha virado. As duas gastaram tanta energia para me acalmar quanto para fazer a notificação. Ainda bem que elas eram ótimas funcionárias, o caso foi reportado nos pormenores. Aquilo me tranquilizou. O DATASUS está sendo alimentado com informações produzidas por profissionais altamente competentes.

Saí de lá uns quinze quilos mais leve com a requisição do exame PCR-nasofaríngeo, que foi realizado no mesmo dia. Enquanto esperava o resultado em casa a miséria de reflexão voltou. Será que é melhor dar positivo e ser uma assintomática ou será melhor dar negativo e não ter sido vetor? Eu tinha certeza que ia dar positivo, pela proximidade com que eu trabalhava com os colegas positivados. Mas ainda esperava o milagre do negativo. Só assim para manter a fé. A fé nas máscaras. A fé no álcool gel. A fé numa possível sobrevivência. A fé que uma hora dessas tudo vai acabar bem.

Sabe quando alguém tá te contando uma história trágica e parece fazer questão de enfatizar os pontos negativos só pra te dar uma sensação de náusea? Ou quando um desconhecido aparece no grupinho onde você está durante uma festa que tem vários amigos de amigos e traz detalhes inúteis sobre a história de outra pessoa só para deixar bem claro o quão íntimo era ele? Eu queria fazer isso ao contrário. Porque depois de dias o meu resultado negativo veio recuperar minha fé nas práticas da rotina de 2020, quase com a mesma eficiência que o SUS vive recuperando minha fé no serviço público. Sentiu?

A caixa de areia

A PIOR PARTE da Marcela ir passar o fim de semana na vó dela é eu ter de limpar a caixa de areia das gatas. Claro, eu poderia dizer que estar sem sua companhia nos únicos dois dias que tenho pra realmente ficar em casa é uma coisa ruim. Porém, às vezes eu gosto de ficar sozinha. Sem a presença de nenhum outro ser humano além de mim mesma pra dar conta. Ficar sem fazer nada é uma coisa, mas fazer nada com outra pessoa já se torna fazer algo. E nesse ponto naquela sexta eu estava muito cansada da nossa espécie. Saudade. Solidão. Comer miojo. A tudo isso a gente sobrevive. Não traumatiza. Mas limpar uma caixa de areia é como eleições municipais, uma experiência sem volta.

Ela deve ser inclinada a 45 graus para que a areia seca se desvincule da areia úmida de urina. Com o auxílio de uma pazinha, retira-se a areia usada pelo felino e coloca-se num saco de lixo adequado para o descarte de material orgânico. Logo após é a vez dos excrementos sólidos. Para tanto, deve-se lançar mão do uso de uma pazinha com furos, dedicada para esta tarefa. Imita-se o ato de peneirar, assim a areia seca, pela diferença de granulação, irá passar através dos orifícios, ficando na pazinha apenas as fezes felinas. Estas devem ser descartadas no saco supracitado. Ao final da operação é importante adicionar areia limpa sobre a seca que restou na caixa e higienizar o local e os utensílios, descartar o material orgânico e lavar as mãos — beirando a neurose. Estima-se uma frequência diária ou sempre que necessário.

Caixas de areia me irritam tanto quanto samambaias em xaxins, água criando lodo em caixas de amianto, cachorros em coleira, palmeiras em vasos de cimento. Quer dizer, caixas de areia me irritam tanto quanto jardins, a única diferença é o cheiro. O ser humano se acha muito esperto, resolve que vai fazer uns muros usando pedras pra separar o que ele quer cultivar daquilo que não lhe interessa. Então tem a divina ideia de domesticar animais. Só os fofinhos, óbvio. O problema é que a natureza é sagaz e, como já sabemos, gira ao redor do cu. Nesse caso, o cu das gatas e o meu.

O cu das gatas porque elas moram aqui neste apartamento antes da minha chegada, então encontram-se no direito de usar a caixa de areia como já era de costume. Comem, dormem, dão três pulinhos por dia e me acordam pra colocar ração às 5h40 da manhã. Depois que elas têm absoluta convicção de que eu não vou mais conseguir voltar pra cama, voltam a dormir, enquanto eu me esforço pra entender como algumas pessoas mantêm esse tipo de relação deliberadamente. Tá, tudo bem. Concordo que são meigas e às vezes o que elas me transmitem beira uma paz por afeto. Porém, ainda não tenho 100% de certeza de que seja saudável. Aprisionar algo esperando que este lhe devolva de quando em quando faíscas de uma luz que possa ser confundida com amor. Não sei, me parece doentio.

Além disso, tem o meu cu. Ora, se nos considerarmos da mesma espécie, humanos que votam em Porto Alegre, o meu está no mesmo patamar que o seu: na reta. Não sei você, mas eu me lembrei direitinho das aulas ruins que tive sobre o nosso sistema político-eleitoral durante este ano. Se tem uma coisa que eu espero que você não se esqueça dessa pandemia é de como rolou e andam rolando as quedas de braço pelas decisões de poder. Decisões que valem o uso ou não de máscara que pode salvar ou não tua vida, cacete. A gente tem um presidente digno de uma caixa de areia? Sim. Mas para além disso, tem um triste governo do estado e, em primeira instância, um infeliz municipal. Adivinha quem?

Adivinha quem vai votar pra escolher pros seguintes quatro anos, pandêmicos ou não, distópicos ou sim, quem senta a bunda na prefeitura e na câmara dos vereadores? Pois é, também acho que seria mais seguro e menos *fake* esse ano a escolha ser feita por curtidas no perfil de Facebook de cada candidato, como foi pra presidente. Me pouparia pelo menos o risco de pegar covid e mostrar a horrível foto ostentada no meu RG. Mas a julgar pela campanha de rua, a vacina fitoterápica que estão vendendo no camelódromo tá funcionando e só eu não tomei ainda. Eu, as gatas e nossos cus limpos trancafiados dentro de casa. Sinceramente. Anos de domesticação e seleção natural. Todo um trabalho sendo operado pela soberania terrestre para finalizar na caixa de areia na área de serviço. Puta que pariu. Eu me recuso a acreditar que os processos estão terminados. Quando, tanto felinos quanto candidatos, souberem usar o banheiro e dar descarga como se deve, eu vou concordar num processo de evolução concluído. Porque, né. Maturidade é ter autonomia. Liberdade. E hoje, eu me dizendo muito evoluída e livre, tenho que encarar todo dia a caixa de areia. Por favor, quem tá limpando a merda de quem aqui?

***

Azul é a cor
mais negra

PINTEI MEU CABELO de azul. Isso mesmo, tem gente que tá achando que eu pirei. Desde o início da quarentena eu furei um *piercing* no nariz, fiz três tatuagens, evitei duas crises de ansiedade, pedi uma demissão e pintei meu cabelo de azul.

Primeiro achei que era uma maneira de fugir da realidade, afinal, quem em sã consciência pinta o cabelo de uma cor que é obviamente não natural? Todo mundo vai saber... E então o pensamento mais lógico: "Porra! Que todo mundo saiba, foda-se!"

Você já passou algum período da sua vida se escondendo dos outros? É foda. Comigo isso aconteceu durante a escola. Sem bancar a coitadinha, nem vítima, afinal minhas lembranças dessa época também são ótimas.

Mas me lembro das inúmeras vezes que cheguei em casa chorando depois da aula. Os meninos implicavam comigo. "Cabelo de pixaim! Cabelo de bruxa!" Quando somos crianças, não são só as palavras que machucam, é o tom. Quando somos adultos também.

"Seu cabelo é lindo", dizia minha mãe, com uma lágrima antiga sempre formada e nunca rendida. Todo o meu fio de autoestima tecido por ela durante a noite e os colegas da escola desatando, nó a nó, ao longo do dia. Uma espiral dolorosa.

Você já odiou uma parte do seu corpo? Algumas palavras são tão feias. Nojo. Repugnância. Ojeriza. Asco. Nunca uso essas palavras, só de pensar já me dá náusea. Eu criei repulsa pelo meu cabelo.

Minha primeira química capilar remonta aos meus oito anos. Nem tenho certeza se isso é legal hoje em dia. Mas o meu auge dos anos 90 foi entrar no novo milênio de calça jeans, *baby look* e cabelo escorrido.

O problema não era o fedor da amônia, as queimaduras no couro cabeludo ou as horas inteiras com os olhos lacrimejando. O problema era ter que repetir o processo todo mês. A gente só se dá conta do quanto o cabelo cresce quando faz química.

Eu vivi assim muitos anos. Minha pele clara e meu "cabelo liso" até que suportaram bem o ensino médio. A verdade é que mesmo nunca tendo sido branca, pelo menos não era mais "cabelo de vassoura", "palha de aço" ou "pixaim".

Mas não ser não é a mesma coisa que simplesmente ser. É possível passar uma vida inteira sem ser alguma coisa? Não ser branca não é uma definição. Uma não definição é suficiente para ocupar o lugar de uma definição?

As imagens não mentem, tem nariz certo pra colocar *piercing*, tem corpo certo pra aparecer na televisão tatuado, tem cabelo certo pra ser azul.

Passei bastante tempo respeitando esses limites. Eu sabia qual era o meu lugar.

Você já passou algum período da sua vida se escondendo do que queria ser? Como fez pra sair de onde te colocaram? Eu queria ter um *piercing* no nariz, queria pintar meu cabelo de azul, queria poder errar e ficar tudo bem.

⁂

O 403 e o 303

RECEBEMOS UMA MULTA do condomínio. Alguns vizinhos reclamaram do barulho no último sábado, mas não é só isso. Estamos sendo alvo, como já havia acontecido algumas vezes, de olho gordo. Inveja. Recalque. Isso mesmo. Algumas pessoas do prédio, e também fora dele, gostariam de participar da vida que se passa dentro do 403.

Não sem esforços, mas garanto que com toda naturalidade, Marcela e eu criamos uma rotina muito divertida, e as pessoas acabam querendo fazer parte disso. No último sábado recebemos três amigos em casa para beber uma cerveja e comer umas pizzas caseiras. Coisa simples, conversa, uma JBL e seis pessoas na sala. Não era exatamente uma aglomeração, mas veja bem, não foi como a nova vizinha do 303 julgou a situação. Ela se mudou com a mãe em julho, no ápice da nossa crise de identidade rotineira. Depois da bronca que foi abril e maio, junho e julho foi um período de encontrar pela casa as fichas que estavam caindo. "É, essa pandemia veio mesmo pra ficar." "Porra, acho que vamos ficar assim até o meio do ano que vem." "Não aguento mais ficar dentro de casa e as ruas estão cheias de pessoas em desespero e ódio." "Não é seguro sair." "Não parece seguro ficar só aqui."

A nova vizinha mudou-se e não se incomodou em nada com nosso silêncio. Não tocou aqui em casa pra perguntar se estávamos bem em meio a todo aquele vazio. Se estávamos vivas. Não procurou a imobiliária. Nada. Nenhuma consideração. Vivemos assim, umas ignorando a existência das outras, até o fim da fatídica quarentena do nosso 403. Acontece que, trabalhando todo dia, quarentena mesmo eu nunca fiz. Mas, depois do susto de quase pegar o tal vírus em setembro, eu entrei num estado inicial de paranoia aguda que foi logo substituído por um enorme foda-se. Com algumas restrições e gestos sanitários que se naturalizaram de vez, eu entrei em outubro com uma rotina que parecia muito com uma nova vida normal. Uma vida normal pandêmica que englobava trabalhar com duas máscaras e ver pessoas selecionadas, quase que uma por vez, na rua. Uma nova era de 2020 e uma nova relação presencial com o mundo.

Mas aquilo mostrou rapidinho sua cara de loucura. A rua estava longe de ter se tornado um local seguro. Comer um hambúrguer na calçada da Perimetral ou beber uma cerveja na República só era possível com distanciamento social das mesas. Não deu três semanas todo mundo parece que encontrou o mesmo foda-se que eu, ou simplesmente nunca tiveram uma fase de paranoia. Não havia mais horário tranquilo nos meus bares. Os outros estavam se aproximando cada vez mais da minha mesa sem serem convidados. Sem controle, o que era uma cerveja com um amigo na sinuca quase vazia se tornou mais que uma rebeldia, aquilo tinha cheiro de suicídio coletivo. Não podíamos continuar na rua. Voltei pra dentro de casa de novo. Contudo, uma vez provado o sabor da liberdade após um longo período de enclausuramento, eu não tinha mais condições psicológicas ou estrutura física para me trancar dentro da minha cabeça de novo. Aquela porteira do reencontro social foi escancarada e seria impossível voltar atrás.

Na nossa primeira festinha em casa, ou seja, Marcela, eu e suas duas irmãs de São Paulo que vieram fazer uma visita, acredito que a vizinha não reclamou porque deve ter ficado pasma dentro de sua bolha quarentênica. Na segunda festinha, a mesma galera acrescida da então presença ilustre de meu amado irmão, a vizinha deve ter pensado ser um surto coletivo temporário com sintomas de curto prazo. "Logo, logo essa onda de sede de vida passa e o pessoal do 403 se aquieta." Na terceira festinha, desta vez a mesma galera anterior com a soma de decibéis da voz e sotaque do novo namorado da Marcela, deve ter sido seu voto de confiança na não longevidade de nosso sentimento. Vejo-a boquiaberta sentada em sua sala ordenada com o olhar perdido no *vis-à-vis* da janela da lavanderia do 307 do prédio ao lado. Uma porção de pensamentos a atormenta, ela, desorientada, não consegue se decidir se reclama ou não com a síndica.

Por fim, não foi daquela vez. E nós, em nossa bolha alegre de reconciliação com 2020 e suas tragédias mundiais, na ausência de reclamações, continuamos. Não nos importamos com o silêncio da vizinha. Não pensamos se ela estava bem, se estava viva. Não ligamos na imobiliária para verificarem os níveis hormonais de alegria no 303. Nenhuma consideração. Continuamos nos ignorando em silêncio. As irmãs da Marcela foram embora. Demos uma acalmada. O meu irmão foi embora. Baixamos mais ainda a bola. A vida parecia querer voltar à apatia de agosto quando numa sexta-feira, voltando do trabalho, algum espírito maligno se apoderou do meu corpo na altura da Borges com a Fernando Machado.

Cheguei em casa destinada a ultrapassar todos os limites. O único a ser respeitado seria a porta do 403. Todo mundo entra e ninguém sai, essa foi a ideia soprada em meus ouvidos pelo capiroto. Um amigo virou dois, que chamou o terceiro. Comigo e o casal risadinha, já éramos seis. Não sei se você sabe, mas morando em apartamento bastam duas pessoas bem-intencionadas pra fazer uma festa barulhenta. Eu vou repetir, éramos seis. Seis indivíduos muito bem-intencionados a passar dos limites e extravasar toda aquela alegria reprimida por meses e tão moralmente inadequada. Seis corações sedentos de loucura, cada um com uma saudade diferente da antiga vida, buscando álcool e música para ressignificar. Unidos pela vida que pulsava no 403.

A vida pulsou tanto que invadiu o 303. Aquele som de vida. Aqueles passos de vida. Toda aquela revolução saiu pela janela carregada pelo ar, densa e barulhenta, bloqueando o *vis-à-vis*. A vizinha recuou assustada com a sensação de conseguir tocar aquela vida. Mas a vida do 403 era imensa e sem limites, a uma certa altura não precisava mais da janela, ela se infiltrou pelo teto e foi pingar sobre a cabeça da indefesa mulher. Toda aquela vida a retirou de seu estado de inércia. Ela tomou consciência de que após um longo período de enclausuramento, uma vez saboreada, não é possível se negar a liberdade. Ela provou e queria mais, queria e não sabia como, queria e não sabia o quê. Queria e não sabia querer aquela vida e liberdade. O 303 tomou o telefone e reclamou na imobiliária o barulho de vida que escorria por suas paredes vindo do 403. Enfim, saíamos do nosso estado mútuo de ignorância.

※※

Teste rápido

DIZEM QUE QUEM impõe o ritmo do jogo nos primeiros minutos tem mais chance de ganhar, independente se em casa ou no estádio adversário. Não sei. Espero que esses primeiros cinco minutos do ano não o definam.

Estamos há alguns meses fazendo o teste rápido de covid na farmácia. Primeiro foi fácil me convencer de que o risco era controlado e que o fato de eu sair de casa pra trabalhar, fazendo ou não uma picadinha no dedo de uma pessoa suspeita, dava na mesma. Teste sorológico usando uma gota de sangue, jogo rápido, entrou, perguntou meia dúzia de palavras para verificar se a pessoa foi exposta há mais de duas semanas, se tem sintoma, se tem CPF. Uma picada, uma gota, diluente e uns minutos depois a resposta. Reagente ou não reagente. IgG. IgM. Nunca a população porto-alegrense sentiu tanta falta das aulas que não teve de imunologia básica.

— Calma, minha senhora, seu resultado é positivo, mas é um positivo bom. IgG reagente é como se a senhora tivesse tomado a vacina. Eu sei, eu sei. Isso quer dizer que a senhora pegou, mas veja só, a senhora não morreu.

— É, eu sei que a sua namorada deu positivo, mas o seu resultado é negativo. Tenho certeza. Não. Nenhum teste tem 100% de eficácia, todo exame tem limitações. Sim, 98,7 não é 100%, mas não é porque sua namorada pegou que você obrigatoriamente tinha que ter pego. Tudo bem, dormiu na mesma cama... A semana toda? Uau... Não faz sentido mesmo. A gente ainda não sabe tudo sobre o vírus...

— Eu sinto muito, mas infelizmente o senhor está na fase aguda da infecção. IgM positivo com sintomas importantes. Eu recomendo que o senhor faça isolamento social e entre em contato com o portal da prefeitura 156. Eu não tenho competência técnica nem legal para dar um atestado médico, eu sou só uma farmacêutica. Autônomo? Três filhos? É, nesse caso o senhor vai ter que se permitir uma pausa.

Terça-feira, um dia comum de um ano novo, trabalho igual ao do ano velho. Mesmo trajeto para encontrar os mesmos colegas, com o mesmo chefe, na mesma rotina, pra sustentar a mesma vida. Afinal: O que tem de novo no que acontece de novo? Não soube me responder, mas senti o ar rarefeito e estático que ocupava o ambiente do balcão de medicamentos. Eu estava cansada. 2021 mal começara e eu estava aparentemente exausta. Também, pudera, bancamos os jovens e a festa de ano novo deixou pra trás um rastro de espumante barata com molhos árabes, vidro do que já foi taça e aquela mistura nostálgica de drogas lícitas com axé anos 2000. Repito: bancamos os jovens.

Pensava nisso e uma brisa soprou. Talvez a novidade seja eu ousar ser jovem no meio de uma pandemia. Azar. Vou guardar os medicamentos controlados com uma energia nova, uns risinhos de lembranças recentes abafados pela máscara e uma melodia do Mr. Catra na mente: "Pan ran, pan pan pan pan pan pan ran". Eu tenho minha vida. Eu sou uma mulher jovem e independente. Eu posso fazer o que eu quiser! Alguém grita e atrapalha meu devaneio: "Serviços!" Essa é a realidade me chamando. "Ai, já tô indo!" Às vezes nossa falta de classe me faz pensar que não trabalho numa farmácia, aqui deve ser uma lanchonete, só pode.

— Boa tarde.

— Boa tarde.

— A senhora vai fazer o teste de sangue, o que aconteceu?

— Eu tive contato com minha patroa, gostaria de saber se estou com covid também.

— Certo. A senhora sabe que esse teste vai identificar a presença de anticorpos, não é um diagnóstico direto atual, só serve se o contato suspeito foi há mais de catorze dias.

— Sei, sim, sua colega conversou comigo. Obrigada. Eu tive contato com minha patroa nesses últimos catorze dias, na verdade até ontem.

— Mas quando foi o diagnóstico dela?

— Ela e o marido estão com corona desde a semana passada.

— E a senhora está indo trabalhar mesmo sabendo que eles estão contaminados?

— Eu preciso do emprego.

— Eles sabiam que estavam com covid e mesmo assim a senhora foi trabalhar?

— Eu teria ido trabalhar hoje, mas ela me acusou de ter contaminado eles.

— Acusou?!

— Nenhum parente deles apareceu doente e eu tenho minhas dores, não reclamo muito, mas tenho, sabe como é, trabalho de doméstica é uma judiaria.

— Imagino.

— Aí ela disse que só podia ter sido eu, então eu vim fazer o teste pra ver se fui eu.

— Se foi a senhora o quê? Que contaminou eles?

— É, minha filha, a senhora doutora é nova, mas eu não, eu trato com essa gente faz tempo, não posso carregar uma vergonha dessas.

Preenchi o laudo. Minha cabeça começou a latejar antes mesmo de abrir o kit. Separei o material. Uma lanceta automática, uma mini-pipeta de plástico, algodão e a cassete do teste. Higienizei o dedo com álcool. Esperei secar. Perfurei com a lanceta. O pequeno orifício quase imperceptível foi coberto por uma gota gorda e vermelha de sangue. Coletei o material biológico e o depositei no cassete diluindo com três gotas de tampão.

Um minuto. Eu observo se o material começa a correr na plaquinha de sílica sensibilizada. Dois minutos. Sento na cadeira em frente à minha companheira de espera. Três minutos. Eu consigo enfim respirar e lhe informo que mais uns minutinhos o resultado tá pronto. Quatro minutos. Eu me levanto impaciente, observo a placa, ainda não posso lê-la totalmente. Quando começamos a fazer os testes eu me convenci de que o risco era controlado, tanto fazia o tipo de trabalho, o meu maior risco seria sair de casa pra trabalhar. Eu me cuido. Muito. Até uso duas máscaras. Me convenci de que era só uma picadinha no dedo, uma gota de sangue e uns minutos de espera.

Dez minutos.

— Dona Martha, a senhora deu não reagente tanto para IgM quanto para IgG. Esse foi o resultado negativo mais feliz que eu já dei. Muito obrigada. Continue se cuidando, tá dando certo.

Despedida

"Save your tears for another day"
THE WEEKND

ESTOU TENTANDO ME demitir faz algumas semanas. Hoje eu não consegui de novo. Cheguei cedo, tinha bastante coisa pra fazer, conversei com meu chefe sobre alguns detalhes da vacinação externa, organizei outros da logística da vacinação privada da gripe que está acontecendo simultânea à da covid pela prefeitura na nossa farmácia e acabei esquecendo de mencionar minha intenção de demissão. Não é que eu não queira sair. Eu quero. Não. Na verdade, eu preciso. O problema é que, recentemente, todo dia quando termino o expediente, dou tchau pro pessoal como se fosse a última vez, e isso tá me matando. Sou péssima com despedidas.

Mês passado visitei minha mãe durante as férias e três dias antes do voo de volta eu já estava sofrendo as dores da partida. Às vezes não viajo porque sei que não vou ter condições psíquicas e emocionais pra dar tchau — de novo. Geralmente são condições psíquicas que me faltam. O meu lado emocional é mais racional do que eu gostaria, ele aprendeu a lidar com isso, o ruim mesmo é o lado emocional do meu racional, esse aí é que me mata.

Cheguei no local da vacinação e encontrei uma colega que conheci ano passado. Tentei ignorar que estava feliz por vê-la, uma separação a menos para viver, se tiver coragem de pedir demissão até o fim da semana. Eu estava indo bem no meu plano de ignorá-la quando, num momento de incompleta distração, ela colocou uma música ótima de 2004 pra tocar. Ah! Lembrei do ônibus escolar que pegava pra ir até uma das piores escolas que já estudei. Brasília foi realmente uma merda de experiência de vida, devia ser proibido criarem adolescentes naquela cidade, mas o ônibus escolar... era tanta aridez de vida e existência me rodeando que aqueles trinta minutos pra ir e os outros trinta pra voltar rapidamente se tornaram meu instante de revolta. Escutar R&B, hip hop e rap foi o mais próximo de liberdade que tive e minha colega vacinadora parece ter feito de propósito. Tive de tirá-la do limbo do esquecimento e passamos uma ótima manhã curtindo sua *playlist*.

Fui pro almoço consciente de que algo deveria ser feito. Reabasteci meu mau humor com as diversas mazelas que o proletariado do qual faço parte sofre diariamente. Eu sou uma farmacêutica, mas é só entrar uma criança chorando que qualquer mãe frustrada insiste em me chamar de tia! O que é isso, Brasil? Tia é o caralho! "Eu tenho diploma pra tá aqui, querida!" "Não, senhor, eu não estou pedindo pro senhor tirar a sua camisa porque quero ver essa sua barriga peluda, isso seria pouco profissional e nojento." Os homens deviam fazer um furo na manga da camisa pra evitarmos constrangimentos. "Hehehehe, pois é, é só a vacina da gripe mesmo hoje. Não, não é a Coronavac." "Sim, é verdade, até dói, mas garanto que a agulha dói menos que a escolha de um merda pra presidência."

Juro que me esforcei pra ficar com toda aquela energia que despejam em mim o dia todo, principalmente quando atendemos rico, afinal, só existe uma coisa pior que atender gente rica: atender criança de gente rica. Mas antes de ter tempo de requentar esse ranço tão específico, eu e a outra colega farmacêutica encontramos um restaurante que parecia criado pela OMS exatamente no cais do porto e aquela visão do paraíso, misturada à fome, foi fatal. Fiquei tão feliz que até me servi beringela e pepino, esquecendo totalmente que devia focar no mau humor... Morria a minha última chance do dia de me lembrar porque queria me demitir.

Voltei pro trabalho à tarde tão satisfeita, que seria impossível imaginar um mundo diferente. Demissão, trabalho, sustento, cansaço, salário, esgotamento emocional, nenhuma dessas palavras continha mais sentido. A única coisa que minha mente deslumbrava era a cadeira à minha frente. Aquilo sim fazia sentido. Uma cadeira e meu corpo cansado. A tarde passou como o outono, sem drama ou estragos, apenas uma estação que guarda a espera da próxima. Sobrevivi me concentrando na cadeira e quando percebi já estava de volta à farmácia onde há algumas eternidades eu havia deixado meu chefe e a chance de pedir demissão de manhã com a sensação de proferir apenas um "bom dia".

Cumprimento minhas queridas colegas com um ar saudosista. Faço a contagem das doses remanescentes do dia: 34. Anoto as aplicadas: 356. Assino como a farmacêutica responsável e entrego à minha amiga subgerente. A gente troca alguns sorrisos e uma sensação de constrangimento, não sei do quê. Talvez ela só queira me perguntar como foi meu fim de semana, mas sabe que estou cansada. Quem sabe se eu perguntasse como foi o fim de semana dela, mas então eu teria de ouvir sua resposta, e eu estou tão exausta de tudo. Só quero ir para casa esquecer das pessoas e do mundo. Dou tchau com um nó na garganta. Nunca fui boa com despedidas e não é agora que eu estou aprimorando minha arte de sair de fininho. Paro um instante sem dizer nada. Olho pro chão, olho de novo pra ela com um sentimento de perda. Talvez ela não saiba, mas sinta como eu. Talvez ela saiba e não esteja sentindo nada, o que ia ser pior. Saio devagar, apoiando minha mochila no ombro direito, onde carrego o peso da minha confusão. Cruzo com meu chefe na saída. "Até amanhã."

✲✲

Segunda dose

Nota de recomendação 1: escutar Mr. Catra –
"Adultério", antes da leitura.

Nota de recomentação 2: ou qualquer outra
música que desligue sua mente.

SEGUNDA PASSADA EU estava no bar de costume tentando não pensar muito. A noite calada, o frio doendo nos dedos e o corpo carregado pelo cansaço deste segundo ano de pandemia. Percebo uma conversa na mesa ao lado, a segunda a contar da entrada, eu sou a mais próxima à porta. Não quero escutar conversa alheia, esfrego as mãos, mais como quem se espreguiça do que para afastar o frio. Gosto do frio. Coloco minha máscara e me estiro na cadeira olhando pra trás. "Mais uma dose, por favor."

A cachaça aqui é boa. A segunda dose é sempre mais quente. Ela bate onde já houve contato prévio com a substância. A dose reforço – penso, enquanto percebo que minha cabeça ainda não conseguiu se desligar do trabalho. Ano passado foi a mesma coisa, durante a campanha de vacinação da gripe eu acordava e sonhava com aquilo. Este ano a campanha em dose dupla tem me sugado. Tem sugado a equipe toda. Tento não lembrar da Laura pedindo licença pra ir no banheiro chorar, e nem da Tatiana ficando vermelha com os carteiraços dos ad(ê)vogados. Merda. Tentar não lembrar é inútil. Acabei lembrando.

Esfrego os dedos de novo. Vi um filme uma vez no qual a moça esfregava as mãos e observava os dedos, contando-os, para sair dos seus terrores noturnos. Conto meus dedos na ilusão de acordar desse pesadelo. Bebo mais um gole da cachaça. A voz na mesa ao lado se altera e agora chega até mim como o badalar de um sino, insistente na certeza de sua importância. "É tudo um plano da China, desde o começo tudo foi manipulado por esse bando de chinês filho de puta." Eu não sei você, mas quando eu escuto esse tipo de frase, meu cérebro normalmente me joga num limbo onde eu posso vegetar por alguns instantes para não acompanhar com minha inteligência esses discursos de segunda mão. Lá é quente, cheio de fumaça e o timbre do Mr. Catra ecoa por todas minhas sinapses cantando "Adultério".

Os minutos que se seguiram foram uma guerra mais ou menos assim: "Primeiro que todo o negócio fechado entre o Brasil e a China foi uma grande palhaçada." [*Sabe esses dia que tu acorda de ressaca? Muito louco, doidão*] "Todos os dados produzidos no Brasil com o uso da Coronavac pertencem automaticamente aos china, porra." [*Sua roupa tá cheia de lama e a cachorra tá na cama*] "Viramos um grande laboratório de cobaias." [*É o dia que a orgia tomou conta de mim*] "Não adianta o Instituto Butantan ser competente se o governo brasileiro for lá e só cagar no pau." [*Na 4x4 a gente zoa*] "Agora essa historinha de mais de 70 mil segundas doses atrasadas numa cidade só. Se o Brasil virou um laboratório, Porto Alegre é a cozinha onde esqueceram uma amostra de propósito." [*Whisky, energético, quanta mulher boa*] "Fizeram de propósito sim, Bolsonaro falar merda ele fala todo dia, aí trancaram insumos por quê?" [*O bagulho tá sério, vai rolar o adultério*] "Pra testar, certo que sim. Um china chegou no outro e falou, mano, e se a gente pudesse ver o que acontece se atrasassem a aplicação da segunda dose?"

Pan ran pan pan ran pan ran pan ran pan pan ran pan ran pan ran

Caramba! Será que é verdade?! Olha, não seria impossível, viu. A gente começou direitinho a campanha de vacinação lá na farmácia pra dar suporte pra Secretaria de Saúde. Tudo parecia bem-organizado, até que dia sim, dia não abria categoria nova de atendimento. Primeiro era só profissional de saúde ativo. Depois foram abrindo pra veterinário e o termo "saúde humana" foi pro saco. Com os profissionais de educação física foi outra crise... como saber se o cara atendia mesmo reabilitação ou tava em casa dando aula no Meet pro ensino médio? Aí foi... tem carteirinha de conselho? A ordem era vacinar. Senti que a coisa já não tinha jeito quando até estagiário de 18 anos tava levando uma dose no braço. Mas, quem sou eu? Uma mera farmacêutica-vacinadora cumprindo ordens do prefeito. Ai. Dou mais um gole na cachaça.

Tem hora que a única coisa que resta a fazer é beber, porque parece que tem mais gente pra dar ordem do que pra cumprir. Aquilo tava desenfreado, alguma coisa ia feder, intervalo de 28 dias para aplicação da segunda dose é estreito, quem menstrua sabe. Quatro semanas voam. Mas existem momentos que seria melhor não pensar. Tento não pensar. Melhor seria não saber. Tento esquecer o que acabei de ouvir. Mas fudeu. Já era, agora eu sei, só pode ter sido falcatrua da China. Alguém deve ter ganhado uma grana pra bagunçar o resguardo dessas segundas doses. Caramba! Os chineses devem tá dando risada da nossa cara agora. Espalharam esse vírus maldito no mundo e tão brincando de deuses com o *business* da vacina. Como fomos tão ingênuos? Como nos deixamos corromper assim? Será que o medo da morte era tão grande? A gente se vendeu tão barato!!!

Esfrego as mãos. Apoio os cotovelos na mesa. Solto o peso da minha cabeça nas palmas abertas. Tenho vontade de chorar. A cachaça esquentou meu rosto e isso afasta por alguns momentos o frio dos meus dedos. Repasso na cabeça a lembrança boa de várias pessoas que conheço e que já foram parcialmente vacinadas. Estavam tão felizes, uma luz no fim deste túnel. Uma dose de esperança. Abro os olhos, vejo o reflexo do poste no chão úmido da André da Rocha. A noite está calada novamente. Elevo minha percepção, sendo afetada pela nostalgia de pessoas amadas em Curitiba. São Paulo, Rio de Janeiro,

Bahia, Pernambuco, o outro Rio Grande, aquele do Norte. Tão grande e tão vulnerável. Brasil. Penso no mundo, na distância que estamos da China, em todas as transações comerciais delicadas que eles devem estar realizando *full-time*. Onde fica Porto Alegre em tudo isso?

Coloco minha máscara, me espreguiço de novo. Olho pra trás acenando com a mão, preciso de outra dose, dois anos aqui e, além de gaúcha, tô me tornando bairrista, caralho.

✭✭

O preço
da cerveja

SABE QUANDO VOCÊ olha uma imagem e não consegue identificar o que é até alguém te dizer e, poxa! Você não consegue mais não ver aquilo. Parece feitiço, uma vez identificada a imagem, não importa o esforço que se faça para não ver mais o que foi visto, não adianta. A ignorância é perdida pra sempre de uma só vez. É um fato.

Não tenho muita certeza, mas os vestígios de lembranças da infância e os relatos coletados de pessoas conhecidas corroboram para a tese de que eu nasci feminista – para desespero do meu pai. Se não nasci com o gene já expresso, ele desabrochou muito cedo, sendo hoje impossível de identificar o início. Por isso hoje eu não consigo me lembrar de uma época na qual eu não acreditasse que todas as pessoas têm o direito de ter as mesmas coisas. Antes eu não chamava isso de feminismo, eu achava que era só uma lógica normal. Somos todos humanos, portanto, podemos ter todos as mesmas coisas. Sim, eu também nasci com o gene da ingenuidade, e este me dá tanto trabalho quanto o outro.

Devo defender quão necessário é uma pequena dose de ingenuidade para viver neste mundo. Não conseguiria estudar, trabalhar, ler, se não fosse sob um véu ingênuo de que meu tempo pode resultar num mundo melhor. Às vezes a ingenuidade pode ser útil, se utilizada como combustível de motivação para caminharmos em direção àquele horizonte chamado utopia. Eu disse às vezes.

Geralmente vale mais a pena deixar a ingenuidade de lado e chorar uma folga antes de todo mundo. Início de junho, feriado chegando, chorei no ouvido do chefe e deu certo. Quatro dias em casa pra descansar, graças ao Corpus Christi. Inverno aqui no Sul naquele friozinho, pandemia bombando, imaginei a praia vazia, ou ia este fim de semana ou só teria coragem de arriscar de novo ano que vem. Com as promessas de variantes não se brinca.

Lá fomos nós. Eu, Marcela, seu Namorado e uma Amiga dela. Passamos o dia na areia, sol fraco e um frio desgraçado, mas o mar é o mar e só de vê-lo ali pertinho, o som das ondas com a violência do vento, poucas horas e a viagem já valeu a pena. O ambiente solitário de turista de inverno sendo preenchido pelas palavras inflamadas da bell hooks no seu incrível *E eu não sou uma mulher?* Meu material genético aos pulos com a leitura. Eu saboreando cada palavra, cada pedaço de horizonte que ela ia abrindo – sou uma pessoa de sorte.

O livro é forte, o problema é minha carne fraca. Praia é gatilho e apesar da temperatura baixa a sede foi batendo. Aos poucos comecei a me distrair sonhando com uma cerveja. Fomos procurar um lugar aberto pra comer e beber. Como eu ainda não tava com fome, esperei o Namorado e a Amiga pedirem os lanches pro garçom que veio atender a mesa e perguntei pra Marcela "Vamos beber uma?" "Claro!" "Moço, o que você tem aí de cerveja?" Ele começou a dar a lista das garrafas disponíveis olhando pro Namorado. Na hora que ele ia engatar a frase pronta da promoção do dia eu soltei com uma risada, "Moço, pode falar pra gente, só nós duas vamos beber." Ele ignorou a nova informação e continuou, "Hoje pedindo duas duplo malte a terceira sai pela metade do preço". Nisso a Marcela começou a rir e eu a duvidar da sua inteligência. "Moço, tu pode falar pra gente, ele não vai beber, ele tá dirigindo, quem vai beber somos nós duas." Então, ele olha pra cima e solta: "É que ele é que é o cara, né, daí tô falando pra ele". "Uooooooooou!" – Marcela se indignou: "Olha só, na boa, tu não escutou minha amiga? Quem vai beber e pagar a porra da cerveja sou eu e ela, então tu não tem nada que apresentar tuas promoção pra ele, fala com a gente, meo". Eu perdendo a paciencia e ele acrescenta: "Sabe como é né, vocês são mulher." "E daí que a gente é mulher? Não posso escolher a porra da cerveja que eu quero beber?" "Calma, moça, tá de boa" "Calma?!" "Puta merda!" "Olha, parceiro, traz a cerveja das minas aê, desculpa ela ficar nervosa, tá de boa, é que ela é feminista!" – Pronto, a última pá de terra naquilo que estava sendo um dia perfeito veio de onde eu não esperava.

Não adianta o quanto o Namorado da sua amiga seja legal, converse contigo, te respeite, demonstre interesse nos teus mais variados assuntos, pode ser até que ele leia teu livro e ache legal a amizade de vocês. Não importa o quanto um guri atendente de lanchonete possa ser jovem, imaturo, inexperiente, sem articulação ou traquejo social. Por mais que você se esforce para acreditar — com o fiapo de ingenuidade que ainda lhe resta — como a tua realidade é diferente da de cinquenta anos atrás. Às vezes o preço a ser pago por uma cerveja é muito alto só porque você é uma mulher.

※

Desejo

E SE EU QUISESSE quebrar essa porra de isolamento? Eu poderia me levantar da minha semana com peso de meio ano, entrar no corredor com passos firmes em direção ao banheiro. Deixar o banho me acalmar os passos que me trariam de volta ao quarto mais leve, porém igualmente decidida. Depois de perfumar o corpo com alguma loção esquecida do passado, me cobriria com um vestido, um par de brincos e uma máscara florida. Maquiagem só criaria sujeira e vontade de coçar os olhos. Evito. E se eu quisesse chorar? Às vezes não consigo evitar. Pego um par de botas. Celular não preciso, vou andando.

E se eu quisesse saber qual melodia anda passando pela tua cabeça? Eu continuaria com a mesma coragem, abriria a porta, puxando o trinco com medo e lentamente ganharia o corredor do edifício. A umidade tem morado nas paredes. Faz frio, esqueci a jaqueta, mas agora não posso mais voltar, se entrar de novo desisto. Não. Continuo sem me virar. Desço as escadas, a portaria me encontra vazia.

Somos tudo aquilo que fica após a longa espera. Nenhum boa tarde. Nenhum até logo. Aquele momento do crepúsculo em que habitam todas as lembranças de sabor longínquo.

E se eu quisesse te entregar todos os abraços que escrevi? Eu sairia do prédio à esquerda. Algumas ruas e uma outra quadra sem formato exato. Alguns passos rebeldes em direção a outro desconhecido. No sentido de quem, não sei ainda. Quem eu seria se quisesse te dar todos os beijos que cantam aquelas canções? Se eu me permitisse esquecer por um dia ou dois a pandemia, a cidade, as pessoas, o país, as outras pessoas, o mundo. Todas as pessoas. Eu ainda seria eu?

Levantei. Tomei um banho. Vesti um jeans, uma máscara florida, o par de botas e saí. Não sabia teu endereço. Esqueci por um dia ou dois a pandemia, a cidade, as pessoas, o país, as outras pessoas, o mundo. Todas as pessoas. Inclusive você. A memória é uma prisão na qual cada um coloca aquilo que não pode mais machucar. Não te esqueço. Só não dói mais. Fique bem, eu também vou ficar. Ah! Fiz outro teste de covid e deu negativo. De novo. Essa coisa de isolamento e máscara parece funcionar mesmo.

***

Duas vezes por mês

DIA DESSES UM COLEGA, no meio de uma conversa qualquer, chegou e perguntou, assim, do nada, como se o contexto da mente louca dele estivesse o tempo todo no universo:

— Tá, se te pedissem um serviço duas vezes por mês, tu aceitava?

Eu, paranoica do jeito que sou, achei aquilo aleatório demais e tive que perguntar:

— Pediram pra você fazer o quê?

Ele me olhou, meio de lado, meio já levantando pra encerrar a conversa:

— Tu sabe...

Eu não sabia, e o filho da puta ainda bateu o resto da bituca que ocupava o espaço entre seu indicador e o dedo maior num movimento circular perfeito que terminou numa tragada jogando o castanho escuro dos seus olhos sobre mim:

"Afinal, o que eu ainda faria duas vezes por mês?"

Desde algumas semanas, talvez por ter tomado as duas doses da vacina contra a covid-19, eu ando com um senso subversivo dentro dos músculos. Porém, minha rotina continua praticamente a mesma de todos esses meses. Trabalho de segunda a sábado, feira na terça à tarde, conversa com alguma amiga uma vez por semana e... é verdade, acho que duas vezes por mês eu tenho a felicidade de comer uma pizza.

Pizza é uma palavra cuja imagem depende de onde você é e de onde você se criou. São Paulo é um primor. Pizza é pizza. A discussão nem nasceu e acaba aí. Já em outros lugares do Brasil... Veja bem. Se você se encontra, por exemplo, em Porto Alegre, poderá desfrutar da oportunidade de pedir uma massa do tamanho do tapete que cobre mais da metade da sua sala com 4 mil sabores diferentes e isso é o que se conhece por "pizza família". Amo pizza. Mas se eu tivesse que escolher uma coisa pra fazer duas vezes por mês, só uma coisa, talvez não gastasse meu desejo mágico com pizza, nem que fosse uma paulista.

Talvez o meu órgão principal não seja o estômago. Quem sabe eu seja apenas um grande clitóris desejante. Eu poderia ser feliz com sexo duas vezes por mês — comparado com o meu momento atual, que é um grande deserto sem previsão de tempestade de areia ou visita de chuva... A pandemia trouxe todo tipo de adaptações fisiológicas, sexo duas vezes por mês seria ótimo. Mas qual seria o preço? Nada é generosamente gratuito na vida, não quando envolve pessoas. Talvez uma hora a satisfação sexual não seja mais uma prioridade, afinal, nos conhecemos, temos espaço suficiente para nos expressarmos, e aí começa o purgatório da "amiga com benefícios". Diferente do inferno da amante, repleto de culpa e desejo que se retroalimentam, o purgatório tem muita conversa e pouco orgasmo. Porém, antes do paraíso da esposa, aquele lugar ao qual todo mundo sonha ir, mas quando chega não se lembra mais qual era o motivo, o purgatório ainda carrega o anonimato das relações nascidas fora da luz do dia. Nada de foto na rede social, quem precisa disso? Nada de videochamada com a família, você ainda está solteira.

Quem sabe eu possa passar o mês sem sexo, deve ter algo mais concreto e prazeroso para preencher o calendário. Olhando assim, com um leve esforço, só tem uma coisa que realmente valeria a pena esperar pra ter duas vezes por mês: dançar forró! Um rala-coxa dos bons tem seu valor. A música começa pelas mãos livres e apaixonadas do sanfoneiro e as energias do salão afloram. Três passos na minha direção, um olhar que se encontra e uma mão estendida é o convite que se aceita com um sorriso. O enlace dos dedos, a sensação do calor que emana do seu corpo e a completude num abraço. O primeiro dois-pra-lá é uma tentativa, a paradinha a chance de recomeço e em menos de um segundo a condução se dá através da entrega.

O xaxado é a chance de reaver antigos ritmos. O xote é quase um carinho. Dançar forró é uma expressão de amor. O mundo seria mais feliz se a gente pudesse sair de casa pra dançar, nem que fosse só duas vezes no mês.

***

Bom dia, querida

> "Vem me visitar de madrugada,
> coloca tua mão em mim que eu deixo"
> LINIKER E OS CARAMELOWS

ACORDO NO LEVE movimento das pálpebras cansadas. Não dormia há três dias. Quase quatro. Sorte que Teresa veio ontem e batizou as panelas da casa nova, "comer bem é o primeiro passo pra um bom sono" — ela falava, enquanto eu só conseguia balançar a cabeça de boca cheia. O médico na Dr. Flores disse que mais um mês, talvez dois, meu fígado fica bom. Com sorte sem sequelas da covid. "Eu que achei que não ia pegar mais essa praga", falo olhando pro chão... Teresa me olha e ri, "Pior é na guerra, menina, que morre e não se enterra". Verdade. Pior é na guerra.

O texto que escreveram sobre você não pude ler. Como poderia? Não é natural conhecer alguém primeiro pela ausência. Nosso único amigo em comum me ligou ontem, queria saber como eu estava. Eu disse o óbvio, só que ao contrário. Se algo é evidente e eu contar do avesso, não chega nem a ser uma mentira, é no máximo uma brincadeira: "Tá tudo bem, tranquilo, afinal, a gente nem se conheceu de verdade mesmo". A frase morreu dentro da minha boca, e o que mais doía era eu estar mais uma vez falando de você como se não fosse. Aquela nossa realidade paralela, ambígua.

— Oi.
— Oi, tudo bem?
— Tudo bem sim, e contigo?
— Tudo de boas, acabei de ver aqui as tuas fotos do perfil, adorei a do pão.
— Ah, hahahahha. Sério?
— Claro, pô. Foi você quem fez?
— Não, foi minha prima. Eu não sou assim tão prendada.
— Olha só, que onda...
— Bah, pior. Desculpa aê a decepção.
— Ok, eu fico com o fogão, então.
— Jura?
— Claro, sou muito boa nisso. Pode apostar!

Tantas horas perdidas na distância de um aplicativo. Pensei que nada faria 2021 ser pior que o ano passado. Depois de tanto vazio, tanto frio, sem sorrisos nem abraços, subindo a Borges desabitada como numa cena de filme pós-apocalíptico. A vida pós-moderna. "Todo mundo agora se conhece assim, tua prima não casou com um carinha do Tinder?" Era verdade. Ela tinha casado e aprendido a fazer pão. Olha eu mais uma vez lembrando de você, de como me doía aquela estranha sensação de te amar sem nunca ter te visto, nunca ter te tocado. E naquele espaço, entre o aí e o aqui, eu viajando ao imaginar o cheiro dos teus cabelos, o brilho da tua risada, o som da tua respiração à noite. Como se faz para enterrar alguém que se fez presente em todos os lugares vazios desta cidade que nunca esteve?

Conversávamos o tempo todo. "Aqui hoje tá um sol tímido", na calçada suja do Opinião. "Bom dia, querida", no banco de madeira do Gasômetro. "Dormiu bem?" Hoje o silêncio no vento frio que cola ainda mais minha máscara ao rosto no viaduto Otávio Rocha. Ela está úmida das lágrimas que choro enquanto penso que tu nunca visitou Porto Alegre, não tivemos esse tempo. A tua ausência me parece tão irreal quanto tua morte prematura. Mas, pior é na guerra.

⁂

Casa nova I

ACHO QUE DESDE que eu me entendo por gente meu maior sonho é morar sozinha. Algumas pessoas dizem que nós, humanos, não sabemos realizar, só desejar. Quando a gente consegue o que quer, corre pra arranjar outro desejo como se disso dependesse nossa vida. Talvez dependa mesmo, o desejo é o movimento de nossa energia mais profunda e criativa. Este mês abracei o time dos que desejam e correm o risco de realizar-se, assinei um contrato de aluguel.

Estava procurando um fogão usado quando entrei na loja da Marinês. Ela não tinha, mas me perguntou se eu não precisava de uma mesa e, encarando com bom humor a minha negativa, veio até a porta e apontou: "Na João Pessoa tem bastante brick, guria, tu vai encontrar um fogão lá". Continuei a saga da procura com afinco e, depois de horas, uma garrafa d'água e uma máscara suada, aceitei meu insucesso. Senti medo, iria mesmo acabar comprando um novo? Uma casa onde não se cozinha não é casa, é hotel, e eu queria que meu mais novo espaço fosse o quanto antes uma casa de verdade.

Essa história de morar sozinha é muito caro. Tá louco. Não tem um mês que me enveredei nessa experiência e me pergunto todo dia: "Por que mesmo eu fiz isso?" Não tem como não se questionar, pensa comigo. Desde que vim morar em Porto Alegre que minha vida na companhia da Marcela é uma das melhores coisas que já me aconteceu. Ela é minha alma gêmea. Se houvesse um daqueles questionários sobre afinidades, tirando a predisposição pra briga — *my baaaaaad* — e o gosto por assistir desenho animado — *bad* dela — em todo o resto a gente combina. O Inter, azamiga, as opiniões, a Beyoncé, o litrão. Os nossos ritmos de vida se conectaram tanto que até o dedo podre pra homem em 2020 foi alinhado à perfeição.

Pena que a gente não casa com a melhor amiga se nenhuma das duas é lésbica. Acontece. E por algum motivo que fazia muito sentido uns meses atrás, eu resolvi morar sozinha e estou indo à falência. Não basta os gastos fixos duplicarem, já que agora não divido com mais ninguém, tem ainda que comprar geladeira, cadeira, mesa, armário, cama, livro. Livro? Livro! Claro, porque livro a gente tem que comprar sempre. Quando você acha que sua casa tá linda, a fome bate de novo e você se lembra que não tem fogão. Porra.

Ser humano é um bicho estranho. A gente come muito. Não. É mais que comer muito. Uma jiboia come muito, ela engole um bezerro. Um bezerro é muito. Só que depois ela passa uma semana digerindo o pobre do bezerro e aproveita tudo. Tudo mesmo, de chifre a filé, sem distinção. Ser humano não. Ser humano come o tempo todo. Deu três, quatro horas que a gente comeu e a fome já tá batendo de novo. Caralho, que logística péssima. E o pior, não come qualquer coisa. Tem que ser gostoso, tem que ser bonito, cheirar bem, e, se der, ainda ter bons nutrientes. Como é que se faz uma mudança e arruma toda a vida que estava empacotada em caixas e compra móvel e transforma alguns cômodos num lar, se a gente tem que parar o tempo todo pra comer? E claro, sem fogão, tem que sair pra isso. Comer fora é caro.

O jeito foi providenciar logo o fogão. Passei na Marinês de novo. Não, nenhum ainda, quem sabe no fim do mês, é geralmente a época que as pessoas esvaziam apartamentos. Obrigada, mas não poderia esperar tanto. O jeito foi comprar um novo mesmo, chorando desconto até no preço da entrega. No dia seguinte ele tava lá. Lindo e impávido. A criança que eu fui nunca imaginou que eu seria uma adulta realizada com a chegada de um eletrodoméstico. Quem dá atenção pra isso numa casa? O pessoal ostenta televisão, celular, carro, piscina. Mas um fogão? Não me lembro de sonhar em ter um fogão antes. Ele chegou e eu até dei nome pra ele. Wilson. Mas rapidinho minha animação foi pro saco. Sabia que um fogão não faz fogo sozinho? É necessário gás, e o gás vem dentro de um recipiente chamado botijão. Sabe quanto que tá o gás? Porra!

Mas, não tinha outro jeito. "Moço, passa no crédito", que tá osso. E então a trolagem continua. O botijão não passa o gás pro fogão por *wi-fi* nem *bluetooth*. Mangueira, válvula, braçadeiras, e chave de fenda, porque eu também não tinha uma. Ou seja, viver é muito caro.

Eu sei que depois de um dia inteiro de muita luta, eu estava gravando um vídeo pra mandar pra minha mãe, pulando na frente do Wilson com a chama acesa, me achando a primeira mulher na história a descobrir o fogo. A emoção foi tão grande que eu não conseguia parar de pular, falando "Tenho fogo, tenho fogo, tenho fogo em casa". O vídeo ficou péssimo, mas algo primitivo se iluminou dentro de mim, um calor, uma vontade, uma fome, até eu perceber que só se cozinha com panela. Aí eu me joguei no chão. Ah, vá pá puta que te pariu. Por que foi mesmo que eu inventei de morar sozinha?

✸✸✸

Casa nova II

TENHO VÁRIOS PROBLEMAS genéticos. Um dos piores é a tendência de querer fugir sempre que não sei explicar o que sinto. Meu pai fazia isso. Minha mãe seguia meu pai, então de alguma maneira ela também fugia. Sinto muitas coisas que não sei nomear. Algumas vezes porque são sensações novas, outras deve ser um estado de negação, mas geralmente é pela mistura de tudo isso.

Um dia, andando boquiaberta pela biblioteca de uma amiga geóloga, escutava ela falar daquelas rochas, mistura de várias substâncias químicas que meus olhos leigos só conseguiam achar lindo. Tudo era lindo daquele jeito disforme e mesclado. O planeta numa palma de mão. Geralmente meus sentimentos são assim, meio medo, meio alegria, raiva, amor, tédio, mais expectativa e saudade, tudo junto. Um planeta inteirinho entre o queixo e o ventre.

Essa semana eu quis fugir. Motivo bobo. Casa nova, tudo pronto. Bateu um desespero. A minha nova amiga Marinês se esforçou no processo. "*Vintage*", dizia, "é a maneira de misturar o conforto das lembranças de casa de vó numa releitura moderna." Faz sentido, pensei, ninguém poderia duvidar da minha idade e bom gosto. Mas não teve jeito. Percebi rápido que não sou *vintage*, moderna, rococó, nem retrô. Acho que não tenho estilo algum, mas, meio sem querer, no fim das contas, minha casa ficou a "minha cara", na opinião de umas amigas.

Aquilo me deu vontade de sair correndo. "Minha cara?!" Pior, "minha casa?!" O que isso quer dizer?

Já morei de tanto jeito. Enquanto éramos uma família nuclear moramos em todas as regiões do país, com quase todos os parentes, em tudo quanto foi casa de favor e de empréstimo, até passamos uma temporada como família acolhedora para crianças em situação de rua numa instituição. Logo após veio uma fase boa, a quitinete da Augusta. Meu irmão, eu e minha mãe, todo mundo fazendo faculdade. Que época gloriosa! Depois me formei e saí de São Paulo, pra resumir, eu morei com desconhecidos, morei num hostel, mochilei, morei com um marido e depois morei com uma amiga. Mas nenhuma dessas experiências te prepara pro baque que é morar sozinha.

Tem algo mais adulto que isso? Acho que podemos nomear… estou sofrendo de crise de adultice. Adulto. Adulta! O que é isso? Tô pirando, apesar de achar que os pré-requisitos nunca foram tão baixos. Ter um emprego, um divórcio, votar, fazer silêncio e morar sozinha. Ah, é, também tem a parte do filho, mas como já escrevi um livro e plantei um cacto ganhei um certo tempo, pelo menos minha avó com

Alzheimer parou de perguntar — te disse que tinha uma genética ruim.

Passei um café, peguei uns textos antigos, já que aqui em casa agora tudo é meio novo e meio velho... precisava de algo que trouxesse nostalgia o suficiente para acompanhar minhas reflexões. Andei em círculos. O café esfriou, e logo não fazia mais sentido. Coloquei uma cadeira no pátio — não faz frio nem calor —, com os pés apoiados no muro, os papéis velhos numa mão e uma cerveja meio quente na outra, observava o pedaço de céu possível na fresta dos edifícios vizinhos.

Esqueci de desligar a rádio, Fagner e Zeca Baleiro invadem meus pensamentos, e meus músculos relaxam. Apanho algumas rochas pequenas do chão. Toda boa nordestina sente saudades do sertão sob o luar. A vastidão de minérios e poeira. Um leve arrepio do sereno fazendo agosto acontecer. Penso que oito horas de expediente com uma hora de almoço, mais o tempo de ir e vir é muito tempo. Tempo demais, quase não consigo usufruir da tal "minha casa". Sinto de repente uma vontade de abraçar tudo. As paredes alugadas, o box do banheiro, a pia da cozinha. O que faz 50 metros quadrados se tornar um lar? Bebo um gole morno. Um suspiro. Eeeeeh... Talvez esse lance de crise existencial seja luxo da minha geração.

✲✲✲

Pela hora
da morte

ESTE ANO CADA VEZ que eu entro no mercado o café tá dois reais mais caro. Na verdade, tudo fica dois reais mais caro. Em agosto eu fiz um teste, passei três semanas sem ir às compras, só pra ver se a diminuição da frequência mudava a lógica do aumento. Não deu muito certo, dessa vez o café tinha aumentado cinco reais.

"O preço do frango tá pela hora da morte!" A frase não é minha, mas podia ser. Quem falou foi uma das personagens do grande ator, vítima fatal da covid-19, Paulo Gustavo. Falar do preço das coisas era uma forma da Dona Hermínia dar voz a toda uma classe de donas de casa malabaristas. Vestida de saia e blusa de estampa, bobes no cabelo, maquiagem e unhas pintadas com a mesma graça com que cuidava de sua casa e família, Dona Hermínia era uma versão moderna da famosa Amélia, de Ataulfo Alves e Mario Lago. Uma versão que falava.

A pobre da Amélia só abria a boca pra dizer "Meu filho, o que se há de fazer?". Dona Hermínia não, ela falava em alto e estridente tom, pra quem quisesse ouvir, que não tá dando. A gente entra no mercado e sai sem um rim. A gasolina já ultrapassou o limite de comentários. O aluguel parece que tá sendo renegociado a dólar. Ainda tem o preço da condução, do gás, do arroz, da cebola, do ovo.

Sim, porque no 20 de setembro passado eu não vi uma foto de churrasco circulando na minha rede social gaúcha. E não era por causa da covid, que em Porto Alegre a pandemia acabou faz tempo, é pelo preço da carne mesmo. A galera se reúne e faz no máximo um *choripán*, que é pra dar uma variada do frango. Até porque o preço em que vai o frango...

Sem esquecer que eu sou farmacêutica, na fila do proletariado eu tô lá na frente, com conselho de classe protegendo meu piso salarial e tudo. Além disso, sou solteira, não tenho filhos (luxo da escolha), não tenho carro (luxo de andar a pé), nem *pet* (luxo da solidão). Num mundo onde a gente tem que escolher entre o amaciante ou o feijão, ter um *pet* é cilada na certa. Primeiro que bicho come que nem a desgraça, e segundo que pode ficar doente. Pronto. Cilada.

E não é que eu não tenha um coração, não, muito pelo contrário. É tanto coração que, por amor ao animal que não tenho, prefiro continuar sem. Assim evito aquele momento que você olha para alguém que ama e só enxerga uma conta pra pagar. Cilada. Eu sei como é estar neste lugar, nasci em 90, no ápice da crise. Meu pai não foi pastor por vocação, era necessidade. Quando a gente tem fome, a coerência de nossos atos acontece em outra dimensão, faz parte da esfera das urgências. E todo mundo aprendeu em 2020 o que é um plano de contingência.

O negócio é que a gente não quer viver assim. A gente quer amar um *pet*. A gente quer comida. Quer morar. Quer andar de ônibus. E a gente não quer ter de escolher entre comida, diversão ou arte. Dona Hermínia não denunciava só o preço das coisas, no rol de suas queixas também cabia falar de afeto. Porque quando a gente tá preocupada com a frequência com que vai ao mercado e fica bolando receitas pra variar a mesma mistura do almoço todo dia, alguma coisa macia e terna morre dentro da gente. Vai ver essa coisa já tinha morrido dentro da Amélia e, no ápice da sua loucura miserável, tudo lhe parecia bonito, até a fome.

※※

Bom Fim

ANO PASSADO EU tinha me decidido a conhecer mais lugares em Porto Alegre. Eu já tinha alguns meses aqui e apesar de a gente morar num bairro só por vez e eu ser muito feliz na Cidade Baixa, não custava nada ampliar meus horizontes porto-alegrenses. O negócio é que com a chegada do isolamento social, meu plano que vinha sendo adiado semana a semana fracassou de vez. Curti bastante meu trajeto a pé de casa pro trabalho, meu quarto, minha sala, o banheiro, as gatas. Mas, tem uma hora que a vida retoma alguns antigos desejos.

Expandir é preciso!

Agora com a chegada do verão e o avanço na vacinação, a vida vem procurando brechas para coexistir com a nova situação sanitária. Então meu novo tempo livre pós-demissional não podia ter chegado em melhor momento — sim, colegas, a campanha perdeu uma soldada, mas continuarei trabalhando em outras frentes. Vamos conhecer Porto Alegre para além da Lima e Silva e a José do Patrocínio.

Sábado, grenal, zero opções. Gabriela, minha amiga de São Paulo, ficou decepcionada com nossa capital. Sim, o mundo todo para por causa de jogo. Quer dizer, de jogo não, d'O jogo, grenal é grenal, mas resolvi não engrossar o caldo da conversa.

A noite terminou no Cachorro da Mestra, o único lugar onde meu coração é acolhido pela Tia Adriana e a Tia Marina, sempre com uma palavra de conforto, duas salsichas e molho de alho. Uma delícia. Este fim de semana a missão era clara: "Equipe, vamos sair da Cidade Baixa e encontrar um rolê que não tenha erro".

Domingo de sol, o dia estava perfeito. O plano era ir pra um bairro vizinho, assim, se ficasse ruim, a gente voltaria andando. Bom Fim. Não conheço quase nada, só ouvi falar que nos anos 80 era o ponto de encontro dos punks, uma loucurada só, e que o Bar Ocidente já teve um passado do tipo que a gente não conta pros netos. Apesar da história gloriosa, sempre que tinha que passar por lá, sentia no ar uma desconfiança. Uma sensação de burguesia *good vibes* demais.

Não tenho nenhum problema com burguês, juro, até tenho uns amigos que são. Quanto a essa religião do "don't worry, be happy", bom, tenho muitas críticas. Mas, como toda crítica, elas são minhas e eu faço o que eu quero com elas, assim como quem é seguidor do Jovem Místico faz o que quer também. Nada contra! Cada um segue o perfil de Instagram que mais lhe parecer justo, acredito que somos todos adultos aqui. De boas.

Chegamos no bar que o pessoal do samba ia tocar e tudo vazio. Tranquilo, tava cedo. Iniciamos os trabalhos da chopeira e eu fui relaxando. Estar fora de casa é o tipo de situação que pode deixar qualquer um tenso. Eu não vou te dizer que estava tensa, mas garanto que não tava tranquila. Porém, o chope foi subindo, o sol se alaranjando, e a Osvaldo Aranha é linda, toda enfeitada de coqueiros. Posso ser desconfiada, mas não sou boba, me deixei apaixonar por aquele fim de tarde. O povo foi chegando, o samba foi se animando, o álcool foi circulando. Comecei a namorar a possibilidade de que talvez o Bom Fim não fosse tão diferente assim, talvez só um vizinho rico pouco maduro, mas quem sabe?!

A Thayãn se empolgou no pandeiro quando o Mauro puxou um da Beth Carvalho, aí eu fiquei de graça. Beth é demais. Beth não aguento. Estava tudo lindo, a rua, as chinelas, os coqueiros, os músicos, o samba! Eu estava no ápice da emoção, com minha desconfiança num bolso e o voto de boa vizinhança no outro, completamente entregue, quando alguém puxou um "FORA BOLSONARO". Aquilo foi um tiro a queima-roupa. Eu levei um susto tão grande, a minha alma que estava na companhia do samba demorou uns segundos pra voltar pro corpo. Alguns poucos segundos depois aquele "FORA BOLSONARO" virou um coro. Eram muitos gritos e xingos e sorrisos e beijos e abraços e mais gritos de "FORA BOLSONARO".

Percebi que eu não estava pronta pra baixar a guarda. A gente não pode doar a confiança de construir um samba com gente que não entende a missão do samba. Só desperdiça quem tem muito. No atual momento que o país vive, se várias pessoas se reúnem num fim de tarde de domingo e jogam fora uma chance de ser feliz e recarregar as baterias pra semana que vai entrar, deve ser porque a semana deles tem uma previsão do tempo diferente. Eles devem viver num humor diferente, numa vibe diferente. Eu sei que não vou votar no Bolsonaro em 2022, mas eu não preciso desperdiçar um samba pra isso. Se alguém fala demais, a gente desconfia que faz de menos. Espero estar errada pelo Bom Fim.

※※

A pior crônica
da semana

> "Quem não gosta do samba, bom sujeito não é"
>
> DORIVAL CAYMMI

EU ADORO A IGNORÂNCIA deles. O país está tomado de fumaça. Uma nuvem cinza amorfa tão densa quanto o vazio, que nos invade e tudo engole. O presidente Bolsonaro disse no dia 21 de outubro de 2021 que a vacina contra a covid-19 dá Aids. Isso mesmo, estou datando este texto, porque certas coisas precisam ser para sempre lembradas.

O fato sucedido ocorreu numa *live* interrompida e censurada pelos gestores do Facebook/Instagram. Continuamos importando bom senso de fora. No início do ano, ele tinha dito que, se por um acaso, qualquer cidadão tomasse a vacina e virasse jacaré, isso não seria responsabilidade dele, até porque ele próprio não tomaria a vacina. E não tomou. Quer dizer, diz que não tomou, mas, a contar a quantidade de mentiras que conseguiu proferir em alguns minutos mês passado no discurso da Assembleia Geral da ONU em Nova York, ele tá mentindo. Bolsonaro não só tomou a vacina, como já deve tá esperando a quarta dose.

Meu cérebro, trabalhando em prol do bem-estar de todo o meu organismo, evita qualquer pensamento que envolva o Bolsonaro e sua quadrilha. Eu sei, não devia fazer isso, meu cérebro deveria manter-se alerta a todos os acontecimentos e, com um pensamento crítico aguçado, escrever notas sobre a nossa "atual conjuntura". O lance é que já tem um monte de gente mais competente que eu por aí fazendo isso. Aí, das duas, uma: ou eu entro num estado de total preguiça pras mesmas merdas sendo cagadas criminalmente todo dia, ou eu entro num estado de letargia niilista alcóolica, no qual é mais fácil ler sobre os problemas de 40 anos atrás que a gente finge que já foram resolvidos e sonhar com os problemas de hoje se repetindo no futuro quando eu for velha. É difícil demais conviver com os problemas da nossa época na nossa época.

Você gostaria de ler uma crônica falando sobre os nove crimes que o Bolsonaro, brincando de presidente, foi acusado na CPI da covid? Você gostaria de ler algo leve e bem-humorado onde toda a situação política do país estivesse mastigada e digerida pra você sugar só de canudinho? Pior! Você gostaria de viver num país onde não fosse necessária uma CPI pra tudo? Porra! É CPI da Pandemia, CPI da *Fake news*, CPI da Rachadinha... rapaz, isso lá em Pernambuco quer dizer outra coisa. Sinto muito, mas esta é a pior crônica que você poderia ler esta semana, o título te avisou, tu veio porque quis, azar o seu!

Domingo retrasado eu fui num samba, aquela coisa de novo normal, né? Máscara N95 suja de batom vermelho, álcool gel na mesa se batendo nos copos de chope, todo mundo sambando a distância, um vento do caralho pra "circular o ambiente" e, além de uma sede infame de vida, a esperança da vacina estar resolvendo nossa situação sanitária ecoando no tantan e sendo respondida pelo pandeiro. Não por nada, mas a voz do Mauro continua macia e seu cavaquinho, animado como nunca. Na hora que chegamos ao partido alto, foi correia de sandália quebrando, máscara suando, gente se emocionando, um vuco-vuco dos infernos, olho pro lado e alguém chega perto do ouvido: "Você é de macumba?" Disse que não, mas que, por falta de religião no peito, respeitava toda sorte de fé. "A gente é do Rio, esse é o melhor do samba que a gente encontra em Porto Alegre?" Disse que não de novo, que aquilo ali era uma versão minimalista do que está acontecendo "legalmente". "Maravilha, onde é que tem pagodão de verdade?" Em meio à imensa possibilidade de respostas sobre o que poderia ser, na minha opinião, um pagode de verdade e o que poderia ser, na sua opinião de carioca, me resolvi pela imparcialidade: "Eu não sei, mas a Dani, uma amiga minha, sabe. Ela sempre sabe!"

O lance foi que no domingo seguinte, movida pela conversa com os imigrantes do Rio, lá ia eu pro pagode da Bento — pra quem interessar, o clube fica perto da Igreja de São Jorge. Chegando linda e cheirosa, máscara, chinelo e saião, a Dani já chovendo em mensagens de que o bicho tava pegando e o pagode comendo solto... nada podia dar errado. "Moça, a carteirinha." "Não tenho, é a primeira vez que eu venho aqui." "Carteirinha de vacinação." "Ai, precisa?" "Pode ser o passaporte de vacinação virtual." "Cacete!" Nada podia dar errado! Quantas farmacêuticas-vacinadoras você conhece? Quantas você acha que não carregam a carteirinha na bolsa? Exato. Com o *app* fora do ar e a minha carteirinha dormindo solenemente na minha gaveta de documentos importantes em casa, não insisti. Sem comprovação não entrei e achei justo.

Há umas duas semanas o Bolsonaro não entrou no jogo do Santos, a Vila Belmiro tá fechada pros negacionistas. Porto Alegre tá entrando na era do passaporte da vacina e o negócio tá funcionando. Da mesma maneira que o presidente sabe que a vacina não dá Aids, não afina a voz dos homens e nem é capaz de fazer crescer barba em mulher, ele sabe que seus seguidores não acreditam em nada disso, concordam por fé. A fé é cega. O filho do sete-pele sabe que a gente anda sem muita vontade, aturar o governo dele cansa, desanima, e, por mais que ele ache que isso é desarmar o inimigo, ele tá enganado. Só está armando a própria carapuça. Cada vez que ele mente, a gente se choca menos, ele tem que se esforçar mais. Poxa, dessa vez ele teve que ir atrás de um artigo duvidoso do ano passado, se isso não for desespero... Mentir dá trabalho. Ele também tá cansado, minha gente. Ninguém virou jacaré, o samba tá ecoando de novo, o povo tá renovando as energias, 2022 tá aí, não há fumaça que resista ao vento da mudança. Eu adoro a ignorância deles. Mal sabem eles do que um povo que samba é capaz!

✶
✶✶

Que Deus te ilumine
e a Celpe não mande a conta.
MIRÓ DA MURIBECA

Este livro foi composto pela fonte Mabry Pro e
impresso em agosto de 2022 pela Edições Loyola.
O papel de miolo é o Pólen Natural 70g/m²
e o de capa é o Cartão Supremo 250g/m².